没有硝烟的手术室

一名
脑外科医生的
"战地日记"

郝淑煜 著
张力伟 审

U0188890

中国科学技术出版社
·北 京·

图书在版编目（CIP）数据

没有硝烟的手术室：一名脑外科医生的"战地日记" / 郝淑煜著.
— 北京：中国科学技术出版社，2022.10
ISBN 978-7-5046-9806-3

Ⅰ．① 没 … Ⅱ．① 郝 … Ⅲ．① 脑外科手术 — 通俗读物
Ⅳ．① R651.1-49

中国版本图书馆 CIP 数据核字（2022）第 197126 号

策划编辑	孙　超　王　微
责任编辑	孙　超
装帧设计	佳木水轩
责任印制	徐　飞

出　　版	中国科学技术出版社
发　　行	中国科学技术出版社有限公司发行部
地　　址	北京市海淀区中关村南大街 16 号
邮　　编	100081
发行电话	010-62173865
传　　真	010-62179148
网　　址	http://www.cspbooks.com.cn

开　　本	880mm×1230mm　1/32
字　　数	140 千字
印　　张	7
版　　次	2022 年 10 月第 1 版
印　　次	2022 年 10 月第 1 次印刷
印　　刷	运河（唐山）印务有限公司
书　　号	ISBN 978-7-5046-9806-3/R·2959
定　　价	50.00 元

著者简介

郝淑煜，男，中共党员，首都医科大学附属北京天坛医院主任医师，副教授，硕士研究生导师。2009 年获医学博士学位，师从我国神经外科泰斗王忠诚院士，2015—2016 年在美国国立卫生研究院（NIH）癌症研究所（NCI）交流学习。中国医师协会脑胶质瘤专业委员会青年委员会委员，中国抗癌协会神经肿瘤专业委员会青年委员会委员，中国医疗保健促进会神经外科分会青年委员，北京抗癌协会神经肿瘤专业委员会青年委员会委员，国际期刊 *World Neurosurgery*、*Frontiers Oncology* 特约审稿人，国内期刊《中华创伤杂志英文版》特约编委，《中华神经外科杂志》特约审稿人。中国科普作家协会会员，北京市健康科普专家，著有《刀尖上的舞蹈：当大脑遇见肿瘤》等。

内容提要

　　脑外科手术室是一片没有硝烟的"战场"，战场上的事皆由医生以手术刀来完成。

　　本书以纪实手法，沉浸式记述了一名神经外科医生与脑瘤"对垒"的日常，同时勾勒出一位"医二代"成长为知名三甲医院主任医师的经历。

　　在一篇篇真实动人的"战地日记"中，我们聚焦于医生与脑瘤"对垒"的惊心动魄，见证了脑外科专家的修炼历程，体验了患者为生存奋力搏斗的人间悲喜剧，也掌握了与神经外科、脑部肿瘤相关的鲜活知识。

　　本书行文生动，时而风趣，时而庄重。情节紧凑明快，深刻传达了一线医生工作的不易、压力与使命，反映出患者与家属的无助、期望与感激。书中的医生用自己的行动，践行了希波克拉底誓言与医学人文精神，同时也坦诚道出了自己的焦虑与纠结，令读者产生深刻的共情，进而拉近了医患距离，消弭了不同群体的隔阂。

　　在科普之余，本书也是叙事医学的一次尝试性探索，希望人们重新看待医生与患者、健康与疾病、生命与死亡。

序

　　医学在科技引领下迅猛发展，从传统的神经外科、显微神经外科、微创神经外科，到现在的精准神经外科，在这短短不到 20 年间，学科发生了巨大的变化，检查手段先进了，手术技术进步了，患者的预后也改善了。除了治疗疾病以外，医生还能为患者做些什么？我想科学普及就是一项重要的工作。

　　郝淑煜医生是北京天坛医院神经外科的一员，除了高效完成日常诊疗工作以外，他还利用业余时间进行科普创作。2020年，《刀尖上的舞蹈：当大脑遇见肿瘤》问世，两年后他的第二部医学科普著作《没有硝烟的手术室：一名脑外科医生的"战地日记"》也即将出版，在此我要对他表示祝贺。

　　我仔细翻阅了本书，从文章架构来讲，作者从发生在手术室的故事、病房的故事，以及与脑瘤抗争患者的故事入手，让读者"身临其境"地感受到脑瘤诊疗的相关过程、相关疾病的医学知识，以及神经外科医生、麻醉科医生、巡回护士、ICU 护士等多部门医务人员的日常工作，多维度地进行介绍，使得医院不再"神秘"；从科普角度来讲，书中专门设置了科普内容版块，对神经外科疾病特别是与脑瘤相关的常见问题一一进行介绍，使本书的科普内容更加丰富。

当然，"讲好脑瘤科普故事"是重要的一方面；另一方面，郝医生通过细腻的文字引导读者深思疾病所带来的对家庭和社会的影响，感动读者、共情读者，进而让医患关系更加和谐，更加融洽。此外，书中还特别强调了与罕见病相关的内容，罕见病的诊疗及对罕见病患者群体的关注和关怀是值得被全社会重视的重要课题。

法国超现实主义诗人艾吕雅在诗中写道："我轻轻触碰一个开关，一座花园在我眼前打开。"我希望，本书能够成为打开脑瘤秘密花园的钥匙。

是为序。

首都医科大学附属北京天坛医院副院长
国家神经系统疾病临床医学研究中心副主任
中国医师协会神经外科医师分会会长

前言

　　我是一名脑外科医生，脑瘤患者是我的主要治疗对象，我并不是专职的作家，只是在闲暇时将工作中听到、看到、触碰到的一些感人故事，记录下来，然后呈现给大家。

　　在患者眼里，医生是绝对权威的、"神"一般的存在，大多数情况下是自信的，甚至是高冷的，有"八千里路云和月"的壮怀激烈之感。但殊不知医生也有脆弱的时候，是与患者息息相关且共同呼吸的，是极富感情的，甚至还会在面对疾病无助时暗自抽泣。

　　在疾病面前，尤其在脑瘤面前，医生是什么，是站在"奈何桥"上阻拦患者离去的人，但有时却只能无奈地看着患者离去。如此这般的离去，患者只经历一次，而医生却会经历一次又一次，心灵被反复鞭挞，灵魂被一次次拷问。医生也会如此无助，并非想象中的那般光鲜与决绝。

　　人类能战胜脑瘤吗？像脑膜瘤、神经鞘瘤等良性肿瘤通过手术可以治愈。但对恶性脑瘤而言，在短时间看来，还是很难被治愈。当患者家属苦苦哀求我挽救他们的亲人时，我有时候能做的只是同情与安慰，并告诉他们如何学会接受疾病。

医生面对复发的恶性脑肿瘤往往无能为力，而这样的局面在未来几年内可能都无法改变，一个个鲜活的生命在恋恋不舍中逝去。有家属留言道，"我的亲人就像要上刑场一样，很害怕那一天的到来，但是我知道那一天终将到来，病友群每天都会有某某患者去世的消息，我们无法避免。"

我们能为脑瘤患者做些什么呢？我希望通过我的这本书，能给他们带来些许关怀与战胜疾病的勇气，帮助病友们了解疾病、减少恐惧，让他们知道他们并不是独自在与病魔战斗，为他们增添一些希望，清风徐来，水波不兴。

在本书编写期间正值新冠肺炎疫情肆虐，疫情扰乱了人们的日常生活，也带来了医学的发展与变化。随着疫情日趋平稳，我国的区域医疗水平在疫情的洗礼下得到了迅速提高。我们也有了一些时间去思考，我开始回忆这近20年来作为脑外科医生的一幕幕。时间松动了，我的时间不再是完全被工作填满，这才有时间思考、有时间反思、有时间与患者共情、有时间回忆过往，这才发现身边有那么多催人泪下的团聚与离别，有惊心动魄的命悬一线，更有白衣天使的力挽狂澜。

我有幸在天坛医院神经外科这样全国乃至世界闻名的脑瘤治疗中心工作。几乎世界上任何一个医疗中心也不会像天坛医院一样，拥有近200名脑外科医生，每年完成脑瘤手术近10 000例次。写作需要素材，没有经历过就无法写出真实的故事，临床工作也是文学采风的过程，每天与脑瘤的鏖战正是写作素材的积累过程。书中的每个故事都是大浪淘沙后留在医生脑海里最深刻且足以震撼内心的往事。成功的案例很多很多，喜悦和欣慰如过往云烟，令人记忆最深刻的还是那些感人的、值得回忆的，甚至遗憾和惋惜的故事。这也许就是悲剧的力量，仿佛是莎士比亚四大悲剧的集合。

作为一名奋战在一线的医务人员，我每年主管的患者超百例；作为一名愚钝的执笔者，我走近患者身旁，聆听他们的讲述，聆听家属对脑瘤的控诉，记录着，感悟着，也用自己的专业知识帮助着。可惜本人的鲁拙之笔让这些感人的故事减色不少，还请读者们海涵。

说是战场，却没有硝烟，但这样的战场上每天都上演着如真实战场般关乎生命的故事。

说是日记，倒不如说是一名脑外科医生的心路，是被一个又一个与脑瘤有关的故事震撼灵魂的真实感悟，这些日记是特殊的，只有脑外科医生才有机会记录下来。

首都医科大学附属北京天坛医院

目 录

第 1 章　快乐的螺丝钉

手术，让我想起了上甘岭战斗，敌人火力很猛，小分队炸掉了碉堡，继续前进，持续战斗，双方焦灼着，最后我们占领了制高点，取得了胜利，开始清理战场。

医学的本质就是爱的传递，是用爱去抚慰受伤的机体，是用心去治疗生病的患者。医患之间的情感在于交流与沟通，医生不单单在治疗疾病，更在挽救生命。

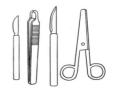

脑瘤"杀手"，寒风袭来

今天是 2020 年 4 月的最后一天，明天就到了 5 月，一个特殊的月份——脑瘤意识月（brain tumor awareness month，BTAM）。顾名思义，就是在这样一个月中，动员社会各界更多地关注"脑健康"，并更多地关心脑瘤患者及其家庭，帮助他们更有信心地战胜脑瘤。但由于新冠肺炎疫情影响，今年的线下 BTAM 活动注定很难实现，但我们依然在线上进行了积极的努力，旨在提醒大家每年 5 月 BTAM 这个具有特殊意义的存在。因为除了尚未消退的疫情，还存在脑瘤这样一名"杀手"威胁着患者的生命，脑瘤患者群体需要社会各界的关注与关心。

尤瓦尔·赫拉利在《人类简史》中写道，"人类的生存有 3 个敌人：饥饿、战争和瘟疫。"因为幸福生活，衣食无忧，所以有人认为人类已经战胜了这 3 个敌人。但事实上，这种想法是错误的。例如，蔓延全球的新冠肺炎疫情时刻提醒着我们，像瘟疫一样的传染病仍存在于我们身边，提醒着我们要好好保护自己、家人和朋友，病毒和死亡威胁并不像想象的那么遥远。

也许，大多数人从未想过死亡会离我们如此的近，直到新冠肺炎疫情突如其来的这一天。2020 年的故事注定会被写入历史。如果像"山姆大叔"那样，认为把航线取消就可以轻易隔绝病毒的侵袭，无疑会被现实所打击，事实说明这并不能阻隔新冠肺炎的传播。新发病例和死亡病例的出现再次警示了在公共场所日常佩戴口罩有多么重要。不要以为身体强壮了，牛奶喝上了，就一定能够免于新型冠状肺炎病毒的困扰。而同为疾病的脑瘤也是这样，不论贫富贵贱，不论人种肤色，都有罹患脑瘤的可能，所以在我们意识到的同时还要重视这一疾病。

 脑外科备忘录

脑瘤有哪些类型和治疗方法？

脑瘤，顾名思义就是长在脑袋里的肿瘤，从生物学行为上分为良性肿瘤（如脑膜瘤、神经鞘瘤、垂体瘤等）和恶性肿瘤（如胶质瘤、转移瘤等）。对于出现临床症状的脑瘤都需要及时进行救治。主要治疗方法除手术外，还有放疗、化疗、介入治疗等。

"早一点"，从容面对

"求求你们救救我的孩子吧！"一位母亲央求道。

"我们只能尽力而为，病灶实在太大了。为什么不早点治疗呢？"我说道。

面对这样一名 2 年前就已经确诊为颅内胶质瘤，却一直拖到现在才来进行治疗的"青年才俊"，我感到很难理解，也感到极度惋惜。

"医生，孩子2年前就知道自己得病，但那时刚刚从美国回来，他还有想要去实现的理想，不愿意停滞他的脚步，直到现在他也没有后悔，我能理解他，但是请您无论如何救救我的孩子吧！"患者的母亲说道。

我仿佛看到一名吟诵着"大江东去，浪淘尽……"的意气风发的年轻人，但他的大脑却被巨大的肿物所占据。

患者先后辗转于国内几家知名医院，最后还是我们的团队接收了他。因为患者的"随性"，着实给医生带来了很大的困扰。

脑瘤病灶实在太大了，多位资深专家轮番上场，从早到晚，全科室的医生几乎都参与了这场"战斗"。手术，让我想起了上甘岭战役，敌人火力很猛，小分队炸掉了碉堡，继续前进，持续战斗，双方焦灼着，最后我们占领了制高点，取得了胜利，开始清理战场。

术后患者转入重症监护室（intensive care unit，ICU），尽管CT结果仍不能让医生完全"放心"，但是患者的意识是清醒的，还能用左手为我们竖起大拇指。

夜风清凉，缓缓袭来，当我开车经过医院旁的马路时，看到这名患者的两位家属正相互搀扶着向医院外边走去，我想到了他的"随性"和"无意识"，我不能去评价他的这份"随性"对他的人生而言是好是坏，但延误了2年的治疗时间，而且还是"最佳治疗时机"，这在一名医生看来是非常可惜的。

很多从医的人也都像这名患者一样"优秀"，勤奋聪慧，有理想，有抱负，他们选择了医学，更敬畏生命，也许我也算这其中的一员，国内医科大学毕业，赴欧美学习，然后回到祖国的怀抱。无论如何，生命无价，值得被珍惜。

后记：这名年轻的学者手术后坚持指导学生进行科学研究，生病期间依然能够将科研成果发表在国际知名期刊上。经过 2 年多与脑瘤的不懈斗争，最终还是离开了这个世界，而以他名字命名的基金将把生命科学研究进行到底。

 脑外科备忘录

胶质瘤是什么？

起源于神经上皮的肿瘤统称为脑胶质瘤，占颅脑肿瘤的 40%～50%，是最常见的原发性颅内肿瘤，发病率为 (3～8)/100 000。世界卫生组织（World Health Organization，WHO）中枢神经系统肿瘤分类（2021 年版）将脑胶质瘤分为 1～4 级，其中 1 级、2 级为低级别脑胶质瘤，3 级、4 级为高级别脑胶质瘤。胶质瘤的临床诊断主要依赖于 MRI 等影像学检查方法。

"医二代"的大脑探秘

在 2020 年医师节来临之际，来讲一下"医二代"的故事。

顾名思义，"医二代"也就是上一代是医生，从小在长辈的熏陶下，选择了投身医学事业的人，不管是耳濡目染，还是言传身教的原因，医生的子女都要比同龄人更早接触到"听诊器"和"柳叶刀"。他们对医学的感触往往要更早一些，也更真切一些。有些医生的孩子，早早接触到了医学，对其中的艰辛与痛苦感到不堪重负，因此长大后不愿意再做医生；而另一些，觉得医学充满了神秘与挑战，长大后考入了医学院校，并最终走上了医学之路。

我就是后者群体中的一员。在一名神经外科医生父亲的感召下，我最终选择了医学，并有幸与父亲在同一领域工作。在神经外科这个专业领域里学习和工作，与一群同样热爱医学的同道在人类最复杂的器官之上演绎"刀尖上的舞蹈"，追寻着"医二代"的梦想，探寻大脑的秘密。

记得在高中时父亲曾反对我学医，常说医生太苦、太累，等到大学期间我选神经外科专业时，他又说神经外科风险太高，但最终我还是选择了神经外科作为自己的终生职业。小学二年级时的命题作文让大家写未来的职业理想，我写到未来我要做医生，因为要接班。冥冥之中，儿时的那句话后来居然就这样实现了。

记得父亲留着夜班饭（有肉片的烩菜和馒头）第2天带回家给我和姐姐吃，夜班饭真香啊。也记得，父亲把我留在医生值班室，他自己去为患者进行手术，他说："我去去就来。"可是，我一待就是一下午，睡了又醒，醒了又睡，他还是不

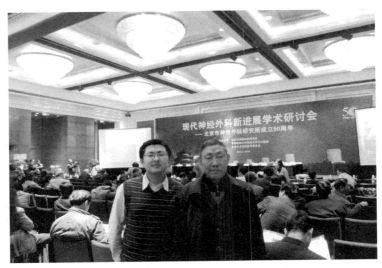

作者与父亲合影

回来。还记得，2001 年北京申奥成功的那天晚上，我去手术室观摩他给脑外伤患者做手术，第一次见到了硬膜下血肿。

20 世纪 80 年代初，老家的医院里并没有 CT，只有大城市的医院才有，为了做一次 CT，要用救护车拉着患者赶到另一个城市，最近的路程需要 3 个多小时。而如今，许多乡镇医院都已经有了 CT，往往不出门诊楼就能完成 CT 扫描，有些医院还拥有移动 CT，在病床旁就能完成扫描，大幅降低了转运风险。再后来，基层医院还引进了 MRI。CT 和 MRI 的普及极大地推动了现代医学，特别是神经科学的发展。

同样在 20 世纪 80 年代，甚至是 90 年代，医学图书和期刊在基层医院都是非常匮乏的。每次听说有人能够到大城市出差，父亲都会到人家家里，请求帮忙捎几本神经外科的专业读物回来。那时的《中华神经外科杂志》是一本有红色腰封的期刊（双月刊），父亲订购的期刊在邮递员送到医院收发室之后常常会"消失"，据说可能是其他同事借走学习了。而在如今的网络时代，买到神经外科的专业书刊已经完全不是难事，甚至可以购买到英文原版读物，电子期刊的普及让我们这一代人获取知识更加容易。

父亲那一代人能到北京、上海的大医院进修学习并非易事，即使医院同意，自己背着"铺盖"来一趟大城市也是很不容易的，而到了我们这一代，除了国内进修、学习，国际交流也变得容易了许多。

"医二代"不但目睹且亲历了时代发展与科技进步，还能从父辈的行医过程中更真切地感悟医学的本质。医学的本质就是爱的传递，是用爱去抚慰受伤的机体，是用心去治疗生病的患者，医患之间的情感在于交流与沟通，医生不单单是治疗疾病，更是守护生命。

因此，"医二代"有更多的责任与义务来努力推动医学的发展和传承。首都医科大学附属北京天坛医院神经外科作为国家重点学科，拥有200余名神经外科医生，在这个优秀的团队里，不乏像我这样的"医二代"，他们秉承着前辈孜孜不倦的奉献精神，乘着时代的风帆，在习近平新时代中国特色社会主义思想引领下披荆斩棘，以实际行动为"健康中国"建设做出贡献。

脑外科备忘录

CT 和 MRI 是什么？有辐射吗？

CT（computed tomography）的全称为计算机体层成像，基于人体不同组织对 X 线的吸收与透过率的差异，应用灵敏度极高的仪器来采集相应的信息，然后再通过计算机对数据进行处理分析，形成被检查部位的断面或立体图像。CT 利用 X 线成像，所以会有一定的电离辐射，但以目前的技术条件，辐射量非常小，几乎类似于 X 线平片的剂量，安全剂量的 CT 扫描并不会对身体造成伤害。

MRI（magnetic resonance imaging）的全称为磁共振成像，基于核磁共振原理，利用人体中的氢质子在特定射频脉冲作用下产生的磁共振现象进行医学成像，MRI 并没有电离辐射。

小小初心，并未走远

孩子去学英语，马上下课了，我坐在冰冷的汽车里面，借着路灯继续品读《医生你好：协和八的温暖医学故事》一书，读了两篇，合上书，闭上眼，回忆起自己的过去。尽管这本书中大多是一些与内科重症相关的内容，但是医学的事情，只有疾病的不同，而医生的成长都是一样的。正如陈罡医生写道："从医到现在，变化的是心境，不变的仍是心境。"

年轻医生的激情慢慢褪去，与之相生的是不懈努力之下对医学的认真审视。曾经傻傻地以为，凭借我的一己之力就可以改变患者的转归，但慢慢发现其实医者所做的事，其价值更多是日积月累一点一滴慢慢地改进疾病的治疗方式和效果。这一点在重症脑外伤的治疗上体现得淋漓尽致。对于并发脑疝的重症脑外伤患者，去骨瓣到底能给患者带来什么？去年跨年那天，3名患者，3台手术，最终成功救回的仅仅是"一个半"（一名患者恢复正常生活，一名患者植物生存状态，一名患者不幸死亡），我奔跑在从急诊到手术室的路上，但仍救不了濒危的患者。

臆想回到了10年前，我独立在外科病房值班，我是一名博士毕业的住院医师，激情满满，信心满满。患者是一名40岁左右的工人，因为从建筑工地上摔伤，被送到了我们医院，诊断为薄层硬膜下血肿，先保守治疗，出血不多，我有信心治好他。在伤后第7天，病情恶化了，晚上进行了去骨瓣减压术，手术完成后又开医嘱、写病历，忙完已是凌晨4点，把一张明天早上7点患者复查的CT单子放在护士站，这是外伤术后常规的检查。手术看似没有太大的困难，加之外科医生的自信，我爬到床上放松了脊柱，把自己想象成经验丰富且能力挽狂澜的老专家，正享受着战胜病魔的喜悦。这时一股倦意袭来，实在太累了，来不及更换绿色的手术服，将套着一次性塑料鞋套的棕色手术拖鞋肆意扔在值班室的地上，正准备睡去。突如其来的急促敲门声后，门被推开了。

"晚上手术的那个病人的家属说，病人在 CT 室门口呼吸不太好了！"护士高八度地说道。

我被吓醒了，顿时睡意全无，穿上拖鞋跑向 CT 室，从二楼跑到一楼，再穿过长长的走廊，还处在震惊中的我，双腿由于乳酸迅速堆积而步伐沉重，脑子里不停在思考着"什么情况？怎么办？"等我赶到 CT 室门口，有几名家属将病人围了起来，这时病人的嘴唇青紫，我摸到了颈动脉似乎有微弱的搏动，于是马上开始心肺复苏，我脑子里几乎一片空白，手上一刻不停地拼命做心肺复苏，我必须把病人"按回来"，不然怎么向家属交代？刚才还好好的，现在就没呼吸了。时间不知道过去了几分钟，我脑子里仍然一片空白。

早上 7 点，已经有同事来接班，路过的同事过来问了句"咋回事？"

"患者做 CT，呼吸不好了。"我颤巍巍地回答。其实不是呼吸不好了，是没有呼吸了。

同事一惊，小声说道"赶快推到 ICU，在这干嘛呢"。老院区的 ICU 二部与 CT 室距离非常近，这么近的 ICU，我居然没有想到。

赶忙将病人推到 ICU，护士们还没来得及嗔怪我不打招呼就来之罪，心肺复苏已经开始了，个子小小的 ICU 医生跪在床上卖力的按压着病人的心脏，我才缓过神来。

"一定得救过来呀，人要就这样没了，如何向家属交代？"那时的我真是由于担忧和惊吓而两腿直打颤。经过几轮心肺复苏和电除颤，病人恢复了心跳，虽然还不能自主呼吸，但是好在已经恢复了心跳。

当我推开 ICU 大门时，五六个家属就围了上来向我询问情况，我故作镇定地说："暂时抢救回来了。"其实我已经预料到了病人的结局。

早上的交班会，主任严厉批评了我，"这么重的病人做 CT，你居然敢不跟着，胆子太大了！"信心满满的我，哪能料到病人会在 CT 室门口没了呼吸，我以为成功完成手术就能救活病人，而我就是他的救命医生。

不再自信、挫败感沸腾的我，拉着主任去 ICU 看了病人，又跟家属交代病情。随后的日子，我每天两次去看病人，跟家属谈病情，家属慢慢接受了疾病的预后，患者还是在进入 ICU 不久后离世。

从那以后，我再也不敢让重症病人术后离开我的视野去做检查了。后来，我在急诊值班也遇到研究生跑来和我说："老师，我们的病人在 CT 室门口呼吸不好了！"我以百米冲刺的速度去 CT 室，去帮他处理。

住院医师在慢慢地成长，知道了激情不是能力，能力需要时间来积累。锐气渐退，多了几分沉着，多了几分胆怯，更多了几分敬畏。从几年前开始，我的手机不敢启动夜间模式，生怕自己的患者出问题时值班医生找不到我，我也像前辈们

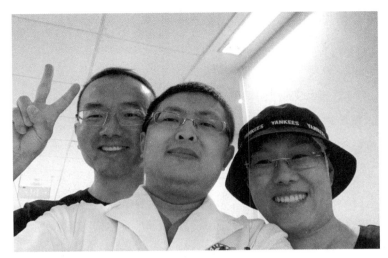

与患者合影

一样 24 小时待命，成了无影灯下的医路行者。

孩子的儿歌响起，"谁是螺丝钉，不告诉你，这是个秘密"，而我们不就是儿歌里的螺丝钉吗？微不足道又非常重要。

 脑外科备忘录

什么是脑疝？

脑疝是由于颅内压的剧烈变化，导致部分脑组织位移，当位移超过某些解剖界限，则成为脑疝。

脑疝是一种十分紧急的临床重症，进展速度极快，在短时间内就可能造成生命体征紊乱，发现后需要进行紧急处理。

普罗旺斯，别具一格

2020 年 7 月 3 日，美好的周五傍晚。

向一周的工作说再见，向一周的阴霾说再见，周末两天的休息可以完全放松，看看书，码码字，喝一罐啤酒，骑着自行车在普罗旺斯小镇上绕几圈。

此时的我来普罗旺斯已有半年多时间，工作始终没有停下来过，尽管普罗旺斯是个浪漫的地方，但是我的工作中还是一如既往充斥着"刀光剑影"，每天如履薄冰。这样的工作节奏很难让人放松，当患者全身麻醉后躺在手术台上的时候，我深深感觉到了生命就在我们手上。手术中打开患者的头盖骨，这个过程似乎让我感到距离人的"灵魂"如此近，突然发现患者都是那么善良，所有的遮掩全部褪去，没有了身份的高低贵贱，没有了性别差异，不管是来自山区的老农，还是都市的白领，此刻生命是如此的相似，而真实的灵魂又都是那样纯洁。

当脑疝患者从死亡线上被强行"拽回"，病人的医疗费用却欠费时，白衣天使们发现，有些时候生活还是非常残酷，有时会把"天使"逼成了"催债人"，这就是生活，充满了现实酸甜苦辣的真实生活。慢慢地，天使变得警惕性十足，似乎再不敢毫无顾忌地全身心地投入到救死扶伤中去。天使们也有眼泪，天使们的眼泪是酸雨，淋在了没有做好下雨准备的病人们头上，但我想所有的天使们都衷心希望世间少有疾病痛苦。

　　普罗旺斯的初夏，气候宜人，尤其是傍晚，草丛里时不时蹦出了萤火虫，星星点点的萤火虫只在初夏才有。初夏、晚霞、萤火虫，构成了普罗旺斯的美景。

　　穿过市中心的商业区，路边艺人架着乐谱在旁若无人地吹着萨克斯，曲子的名字我并不知道，只觉得很优美。年轻妈妈穿着碎花的连衣裙，调皮的孩子跟妈妈玩着拍手游戏。

　　路边的商店还未打烊，也许是骑行时间长了，感觉到肌肉酸软，我感觉是低血糖造成的无力，于是敲开了零食店的门询问店员："还有汉堡吗？"果然已经没有了，只剩最后一个热狗孤独地躺在那里。付钱后拿到热狗狼吞虎咽起来，从未觉得热狗如此好吃，一瞬间让我想起了大学时学校侧门外面小摊贩卖的鸡蛋灌饼和旁边的刀削面、鸡蛋炒面，一大碗只要 3 块钱。我刚吃掉的热狗也是 3 元，只是币种不同。

　　继续向前骑行，城市的灯光逐渐暗了下来。在一条小路（Trail）上，一对白人夫妇带着安全头盔，运动模样十足的在小路上骑行，我悄悄跟在他们后面，我不知道前面的路况如何，觉得跟着他们肯定没错，骑行了大约 10 分钟，他们停了下来，靠在路边，取下自行车前档悬挂的水壶喝水，似乎在感叹傍晚的美景，微风拂面，一天的疲倦一扫而光。

　　小路的尽头有灯光闪烁，我驻足张望，原来是一家自酿啤酒屋，一位胖胖脸庞红红脸颊的白发老头正微笑着对我打招呼。于是我要了一杯 IPA 牌的啤酒，虽然这种酒有点树叶的味道，但我确实喜欢这种"粗糙、原始"的味道。

　　再向前骑行是一个湖，波光粼粼。在淡淡的月光照耀下，一对年轻的男女在湖里划着皮划艇，一袭紧身衣着装，凹凸有致的线条代表了青春，我曾经也拥有青春，但我的青春是微胖的，奔波于宿舍、教室和食堂（"三点一线"）的，几乎没有业余时间的，只有在中年的骑行里得到一点点慰藉。好在我能感受到他们的青春，青春无敌。

　　继续前行就到了今天准备入住的家庭旅馆，我把车锁好，走进了不大不小的房间。透过房间的窗户，我贪婪地吮吸着绿色的空气，闭上眼睛，普罗旺斯的周末好美，远处成群的萤火虫宛如静谧夜空的点点星光。

 脑外科备忘录

什么是记忆？

　　记忆是人脑对经验过事物的识记、保持、再现或再认，它是进行思维、想象等高级心理活动的基础。人类记忆与大脑海马结构、大脑内部的化学成分变化有关，根据信息保存的时间可分为瞬时记忆、短时记忆和长时记忆。瞬时记忆的信息保存时间很短，一般在 0.25～2 秒；短时记忆是指保持时间大约在 1 分钟之内的记忆；长时记忆则指信息经过充分和一定深度的加工后，在头脑中长时间保留下来的记忆。从时间上，凡是在头脑中保留时间超过 1 分钟的记忆都属于长时记忆。

岩谷酒馆，中西合璧

周日终于闲下来一天，孩子要去北京前门附近的书店逛逛，我陪着。前门大栅栏地区已今非昔比，网红商业区叫作北京坊，坊里有一家名为 PageOne 的书店，成了众多网红的打卡之地。到了北京要转一转前门大栅栏，到了前门要坐一坐"铛铛车"（观光电车），然后到书店里看一看。

书店里的中文书，网上也有卖，而且网上的价格比实体店要便宜一些。这不禁让我担忧起来，人们都到网上买书，实体店就经营不下去了。为了支持实体店的工作，我还是忍痛买了几本书。

附近还有家德国商品零售店，商品不多，但是售卖的德国啤酒有不少，我注意到了一款"Bear Beer IPA"的啤酒，眼前一亮，这种我称之为"树叶口味"的啤酒在市面上很不常见，自从几年前在岩谷酒馆（Rock Bottom 酒馆）里喜欢上以后，遇到了总会品尝一下，IPA 啤酒的出现也勾起了我对岩谷酒馆的回忆。

岩谷酒馆是位于美国国立卫生研究院（NIH）南门外的一家酒馆，那里卖的啤酒都是自酿啤酒，有各种各样的口味，IPA 口味就是在那里第一次喝到的。NIH 的工作人员经常光顾那里，可以称之为 NIH 的聚点了。2015 年我的欢迎酒会和 2016 年我的告别酒会，都在那里举行，从那里开始从那里结束，在我的美国之旅中意义特别。

当时我们课题组的"Happy Hours"（欢乐时光，指下班后的聚会）频率很高，基本上每两周一次，而这种活动得以延续的基础是"AA制"，大家约好时间和地点，自愿参加，结束后都交出信用卡，"AA制"结账，很公平的消费方式，不需要考虑"这次谁请客买单"这样的问题，只要有时间，大家都乐意参加。而在岩谷酒馆更是简单，个人买个人的酒，然后围坐在一起聊天，持续时间不会很久，完事后各回各家，没有谁酩酊大醉过。我到美国后的"欢迎酒会"就在岩谷酒馆进行。课题组里熟悉的人几乎都来了，庄老师对我的特殊照顾就是那晚的酒是他帮我买的，大概5美元。吴老师到美国后Mark教授请他吃饭，欢迎晚宴依然是"AA制"，那晚Mark教授很大方的破费20美元买了一瓶红酒来招待吴老师。后来Mark教授到中国参加学术会议，我特意邀请他吃了北京烤鸭还喝了中国白酒。"AA制"那种形式对我这样传统的中国人来说还是"拉不下脸"的，总觉得太不"局气"，朋友大老远好不容易来一次，还是要拿出酒菜来招待一下的，不能失了中国的待客之道。

去岩谷酒馆时，因为那里也属于繁华地带，停车需要交钱。我就把车从离37号楼近的停车楼挪到南边的停车场，把车放在NIH的校园里，NIH南边的停车场附近有一栋不起眼的楼就是大名鼎鼎的PubMed（国际知名医学文献数据库）的总部了。南边停车场有一个允许行人通过的转门，出去后先穿过一条小河，然后是一片绿地，那里有一片居民区，可以看到一个公共的网球场和小孩操场，从 NIH 南门出去大概步行几分钟就到了岩谷酒馆。聚会结束后，再步行返回，然后开车回家。美国马里兰州没有"酒驾"一说，爱喝多少随意，万一被抓住只要你能走直线，就可以了，如果不能走直线，对不起，警察叔叔就会抓走你，后果很严重。我酒量很差，但 300ml 啤酒还是可以承受的，喝完酒开车回家不是问题，也很庆幸从来没有在路上遇见过警察。

在岩谷酒馆喝酒，大多数情况下是"干喝"，也就是只喝酒，不吃菜，这在国内很难想象，怎么也得有个老醋花生或者拍黄瓜吧。当然，晚上饿了有时也会买些薯片和小比萨来充填肚子，那都是"塞牙缝"的量。聚会喝酒并不劝酒，一杯啤酒也可以喝一晚上。Park 医生酒量大，他可以喝好多杯，我每次只喝一杯，于是我被戏称为"One Bottle Man"（一杯侠）。聚会上天南海北地聊天。一个人在美国很寂寞，课题组里的聚会我基本上场场不落，一来是打发寂寞时光，二来是当作学习英语的途径，参加聚会对于了解当地文化也是有些帮助的。

因为我回国时很仓促，那时 Park 医生也预定了去尼泊尔攀登珠穆朗玛峰的行程，临时决定为我送行，所以 Park 医生、Amber 姐姐和我三人还是选在了岩谷酒馆，场面稍微有些凄凉。临别时，Amber 姐姐送了我两件 NIH 的文化衫以资纪念，每年夏天我都会穿一下，质量不错，院标文化衫代表了 NIH 的文化和理念，而文化底蕴的提高远不只是盖几栋大楼发几

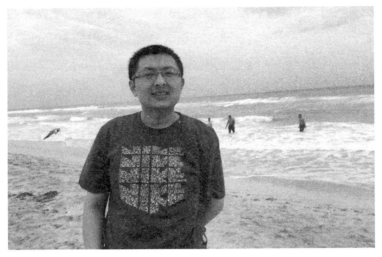

在海边度假的放松一刻

篇文章就能快速提高的，需要长久的积累和沉淀，无形的东西比有形的东西更加重要。2016 年深秋，我回到了祖国，结束了一年的美国访学之旅。

 脑外科备忘录

美国国立卫生研究院是做什么的？

美国国立卫生研究院（National Institutes of Health, NIH），是美国最高水平的医学与行为学研究机构。它的任务是探索生命本质和行为学方面的基础知识并充分运用这些知识延长人类寿命，以及预防、诊断和治疗各种疾病。

现实梦想，苦中作乐

今天的"战役"堪称壮观。多灶性的胶质瘤，左侧颞叶岛叶一个巨大肿瘤，左侧顶叶一个小肿瘤。在病例讨论会上，科主任咬着牙，沉思了一阵说："一次都做了吧。"

这意味着，一天内将在患者身上完成两台大手术。第 1 台手术先将表浅的肿瘤切除，缝合完毕，再消毒铺单；第 2 台手术开台时已经下午 4 点了，麻醉师、护士换了一茬，唯独手术医生还是我们这班人马，我和帅气的小马医生在护士清点器械的时间里迅速分享了一点点周四剩下的面条。看到我的眼睛时不时与显微镜目镜在"接吻"，科主任知道我有些疲劳了，开起了我的玩笑，这是他常用的提神的手段。

"今天又耽误郝大夫的约会时间了吧？"科主任说道。

"我这不是跟您在这约会吗，还有这么多人陪着。"我回了他一句，心想要是不反击，不知道他又会说出什么来呢。

"我记得第一次跟你们做手术时就做到了午夜 12 点，希望今天手术能更顺利吧。"护士说道。

有时，手术台上的这种对话也是大家缓解气氛的一种方式，谁也不会埋怨谁，因为大家有着共同的梦想——治愈每一位患者。

时间一分一秒过去，"太完美了，这是本周最完美的一次手术！"科主任大声说着。

周五的傍晚，医生们依然在孜孜不倦地实施手术，依然在手术室里奋战，也许这就是医生的追求、医生的梦想。

周六的早上，我比平时稍稍晚起了一些，孩子想让我陪他读一会书，连续几天孩子都没见到我，尽管此时我想出门去医院了，但是怎能拒绝孩子呢，于是给他读了两篇《海底小纵队》的故事之后，我出门后就拔腿跑向医院。

"郝医生，大周末你不在家歇着，又来给我们捣乱呀？"一名护士调侃道。

"看看，我就是来看看，谈不上捣乱哈。"我笑着回答。其实就是"捣乱"，我重新调整一下医嘱，护士们为此忙活了半天，谁不想按部就班的工作呢，改来改去多麻烦，但我也没办法，病情随时可能发展变化，治愈患者才是我们的目标。若非如此，谁愿意周末来医院加班工作呢。虽然辛苦自知，但我知道病人需要我们。

3 床患者还在发热，一天吃了 3 次退烧药，腰大池的置管不通。"宁宁"（6 床患者）也在发热，引流已经放了一周了。"老齐"（10 床患者）从 ICU 转回了普通病房，嗓子有痰，呼噜呼噜的，一听就知道以前是个"大烟枪"，过去欠下的债现在要还了。在这几名患者中，只有"老秦"（16 床患者）表现的最争气，情况一天天好转，我在心里给他点了赞。医嘱开完，我开始了操作，等到了 3 床患者要做腰椎穿刺的时候，我感觉手有点颤抖，我心想不好，又有点低血糖了。不过还好，开始之前吃了点东西作为补充之后，等开始做时已经恢复过来了。

周六在医院一待就是 4 小时，才产生了 10 元的停车费。交过停车费，我心里有点不爽，总觉得这钱掏得有点窝囊。

开着车，我又思考了周末加班这个问题。为什么来加班？是什么动力让我自掏腰包贴了停车费来加班，是什么缘由让我这样一个高年资医生周末加班，还无怨无悔？可能是因为梦想吧，我想做一名好医生。我想，在这家医院里，应该有很多人与我一样。

当我在山西医科大学读书的那一刻起，我就已经有了梦想，当我走向工作岗位的时候，我开始实践了梦想。而现在，很庆幸我一直在追求着我的梦想。

梦想使人变得精力充沛，梦想又使人义无反顾，梦想给了人力量，梦想也使人变得简单、变得专一。也许我不是善于授课的医生，我不是精于科研的医生，我只是一名普通的临床医生，有更多时间在一线救治患者，这就是我的梦想。

 脑外科备忘录

脑瘤术后为什么会做腰椎穿刺？

脑脊液是无色透明的液体，充满在各脑室、蛛网膜下腔和脊髓中央管内。脑瘤术后如果患者出现发热，为了解其颅内的情况，通常就需要进行腰椎穿刺。

脑瘤意识，铿锵前行

脑瘤意识月的出现是精神追求，是在医疗科技达到一定水平后的产物。从 2016 年脑瘤意识月第一次在中国出现，纪念章、文化衫、拯救脑瘤帽，以及脑瘤科普书《刀尖上的舞蹈：当大脑遇见肿瘤》陆续问世。我们在脑瘤防治的路上高歌猛进，面对脑瘤，我们是认真的。未来的脑瘤防治应该如何做？请大家看一看我们的观点，"早期发现，合理治疗，理性面对"是评价脑瘤治疗是否成功的十二字方针。

如何早期发现脑瘤

定期体检对于疾病的早期发现非常重要，头颅 CT 应该纳入到例行体检项目。目前临床经常能够遇到单位体检发现脑瘤之后来早期治疗的患者，看到这些没有症状的脑瘤患者，医生一定会很欣慰，这种早期发现的无症状脑瘤远远比那些已经出现神经症状的脑瘤经过治疗后的效果要好很多。小的脑瘤对于患者和医生都是"幸运"的事情，在创伤很小的前提下切除肿瘤，神经功能障碍的风险也肯定会小，待到脑瘤长成了"大老虎"，患者和医生都棘手，所以一定要早发现、早就诊，脑瘤治疗要趁早。

如何提高脑瘤的治疗水平

脑瘤的治疗需要规范化。如何将天坛医院的治疗方法向全国推广，让患者在当地就能够接受到规范、标准的治疗，这才是目前脑瘤治疗的关键所在，也是最最困难的事情。然而，治疗方案同质化问题解决起来并不容易，需要多方长期共同努力才能减少临床上"望（脑）瘤兴叹"的遗憾。

如何帮助患者正确对待脑瘤

每次在门诊，我最高兴的不是建议患者手术，而是为多少患者选择了保守治疗，让脑瘤患者很放松地面对脑瘤才是医生要做的，帮助患者正确面对脑瘤，在生存期内争取过好幸福的生活。当患者即将离去时，我总会安慰说"现在您所需要做的就是放松"。

公益在路上

2016 年底回国后，我和天坛医院的同事们开始筹备"脑瘤意识月"活动；2017 年，开始了"脑瘤意识月"的天坛医院首秀。我想这应该是中国的第一个"脑瘤意识月"。从 Logo 和 T 恤衫的设计，到活动的策划、组织，得到了许多同事，尤其是范老师的鼎力帮助。2018 年，仅仅做了义诊和宣传讲座；2019 年，设计出了"脑瘤意识月"主题的帽子，这几千元钱的花费得到了老婆大人的极大理解和支持，这些工作都是在业余时间完成，现在回想起来还是值得的，至少我一直在脑瘤公益的路上行进着。

为什么要搞这个看起来"不实在的东西"呢？

　　首先，我认为在短时间内，手术、化疗、放疗、基因治疗、免疫治疗等，并不能完全治愈像胶质母细胞瘤这样的脑瘤。某些治疗甚至会将患者的情况搞得更糟，就像我们的一位医生"娇滴滴的玉婷姑娘"看着化疗药把实验小鼠搞的虚弱的样子说："如果我得了脑瘤可不想去做化疗。"那么应该怎样治疗呢？合理适度治疗，安慰、关怀、陪伴，这就是脑瘤意识月的初衷所在。明明知道患者可能不久就会因为病痛而离世，还要把他们留在一间"白房子"里接受输液、打针，少有家人的陪伴，这是多么残忍的行为。

　　其次，未来的希望在实验室，而目前我国总体上的脑瘤实验室仍是条件有限的，科研人员仍是相对不足的。而且，当科研人员都每天为生活奔波的时候，有多少人能安心做科研呢。我反对"名利的科研"，反对"短平快"的研究，必须有真正的踏踏实实的研究者才能推动科学的进步，这可能需要研究者一辈子的不懈努力，而有时一辈子也搞不出什么东西来，往往需要几代人。实验室需要科研经费，需要有社会各界的支持。

　　我有一个梦想，在每年5月的脑瘤意识月中都组织举办一个正式的活动，活动的主要参与者是脑瘤患者和他们的家属，而不是医务工作者。我有一个梦想，每年有一个家属走到实验室对脑瘤研究给予一些捐赠。我有一个梦想，有更多的中国人能意识到"脑瘤的威胁"就在我们身旁，早发现、早治疗，有多么重要，能够让更多患者不至于因为错过最佳治疗时机而造成遗憾。还记得，有一名患者手术治疗前因为脑瘤造成的压迫眼睛已经近乎失明，脑瘤已经接近鸭蛋大小了才来就诊。作为医生，给"大瘤子"做手术不值得炫耀，有成效地帮助到更多的脑瘤患者，才是真正值得骄傲的事。我感觉到脑瘤的科普工作路还很长，你和我，我和他 / 她，都应该在抗击脑瘤的路上携手前行。

 脑外科备忘录

脑瘤与高颅压有什么关系？

由于颅骨的限制，脑组织的容积有限，当颅内出现脑瘤后，由于颅内容物体积增加，使得压力增加，导致颅内高压。颅内高压的三主征：剧烈头痛、喷射性呕吐、视盘水肿。

绝对判定，有失公允

已是夏天，城市里很少听到蝉鸣，空调水流了一地，白天蜗居在家里，晚上出来放放风。

书归正传，在脑瘤的治疗中，一定要有哲学思维，辩证地来看待问题，不能绝对地"大满"式地看待疾病，要用相对地"小满"式地看待疾病。因为，现如今仍然有许多解释不了、解决不了的难题，医学虽然高速发展，其局限性不容忽视。在一些情况下，一个医生或是一个学科不能解决某一特殊的疾病，诊疗中要多思考，谨言慎行，不能武断下结论。

对于"这是什么？""这会不会复发？""能有多长的生存期？""会不会遗传"等问题，患者和家属往往希望得到确切的答案，但是从医生那里得到的往往是一些模棱两可的答案。"你这医生咋不说实话？医生咋啥都不知道？"。然而，面对疾病有时候再高明的医生也真的会不确定、不知道，确实是这样，在与脑瘤的斗争过程中，只能走一步说一步，要让医者一眼看到 10 年后，几乎是不可能的。

近些年，我一直关注罕见病，至今发表了 50 多篇有关罕见病的论文，在诊疗过程中会融入罕见病思维，问诊时面对患者会多问些问题，对于系统查体和家族史给予额外的关注，因为我知道一些少数情况下，脑瘤是全身疾病的单器官表现，不能只看脑袋不顾全身，除了患者个体外，还要关注到家属。

那么就用哲学相对论的观点和罕见病思维来讨论一下脑瘤诊疗中的绝对化问题，避免一些误区。

脑瘤绝对不遗传吗

在"抖音"上，我刷到一位脑外科医生讲"脑瘤不遗传"这样绝对的话。自媒体宣传力度很大，对于这样错误的绝对化观点需要特别警惕，应该讲"脑瘤大多数情况下不遗传"。

在一些特殊的人群中，脑瘤是遗传疾病在中枢神经系统的局部表现，包含了常染色体显性遗传和隐性遗传。神经外科常见的遗传病包括神经纤维瘤病（1 型、2 型）/ 神经鞘瘤病、von Hippel-Lindau 病等。2 型神经纤维瘤患者有双侧听神经瘤、多发脑膜瘤、椎管内多发纤维瘤等特殊表现。von Hippel-Lindau 病主要表现为多发血管母细胞瘤，肾脏囊肿或是透明细胞癌等。这些情况下，患者来医院就诊治疗某一脑瘤，如果他同时罹患有相关的遗传病，那么就可以认为这种脑瘤是遗传的。

目前，辅助生殖技术（如试管婴儿），选出正常的精子和卵子人工授精，可以有效避免坏基因的遗传，从而避免脑瘤的遗传。

脑瘤绝对不转移吗

周五的时候，一起出门诊的医生问我，见过胶质瘤转移吗？我回答："见过 2 例。"

在 20 年前，普遍都在讲脑瘤不外转移。因为中枢神经系统属于高级器官，非常"保守"，只有其他器官肿瘤（如肺癌、乳腺癌等）转移到颅内，脑瘤绝对不转移到其他器官。随着临床实践的增加和经验的积累，人们发现血管外膜细胞瘤出现过全身转移，就讲"除了血管外膜细胞瘤外，脑肿瘤都不转移"。

随着医学不断进步，人们又发现了一些罕见病例的脑膜瘤也会发生转移，胶质瘤也有转移的。临床上，脑膜瘤和胶质瘤都是常见的脑瘤，这两种脑瘤的转移改变了业内关于"脑瘤不转移"的观念。分析其原因，既往认为脑瘤不转移主要归因于脑瘤患者的生存时间较短，还没有达到颅外转移病人就已经过世了，现如今治疗手段多样化，患者获得了更长久的生存时间，这时就出现了一些脑肿瘤的外转移现象。

良性脑瘤绝对不恶变吗

良性脑瘤能变成恶性的吗？听神经瘤是良性肿瘤，最近看到的一篇文献中提到，听神经瘤在 8 个月复发，结果二次手术发现肿瘤恶性变了。

临床工作中对于很快复发的一些脑瘤，尤其是良性的肿瘤（如表皮样囊肿、脑膜瘤等），要考虑到肿瘤恶性变的问题，脑膜瘤患者经历多次手术后，肿瘤细胞越来越活跃，最终变成了恶性脑膜瘤。表皮样囊肿术后很快复发，原来表皮样囊肿的上皮细胞被不断刺激后形成了鳞状细胞癌。尽管这些情况的发生率非常低，但必须要予以足够的重视。

脑瘤绝对得手术吗

有一例听神经瘤患者历经了 8 年的随访观察，复查 MRI 发现肿瘤增大不明显，但是出现了脑积水的症状，患者和家属畏惧脑瘤手术选择保守治疗，因此临床仅需解决好脑积水的问题。

对于绝经后的女性，沙粒型的脑膜瘤生长很慢，如果患者没有明显症状，可以不做手术。前提是衡量患者预期寿命和肿瘤生长的关系，对于 80 岁的沙粒型脑膜瘤患者，如果没有症状，同时病灶最大径＜3cm，并不建议手术治疗。

　　对于泌乳素型垂体瘤，临床通过药物治疗达到内分泌治愈，这就可以免于手术了。小的垂体瘤，如果患者也无视力缺损等表现，绝大多数情况下进行临床随访观察就足够了。

　　能够不开刀的脑瘤还有许多，还有可以借助伽马刀等放疗手段来控制的脑瘤。我在 3 年前接诊的一名小脑转移瘤患者，接受伽马刀治疗后肿瘤得到了控制，避免了手术的创伤。

　　总之，在脑瘤的治疗中要有辩证思维，不能绝对化，要有相对论的概念，发生率极低并不代表不会发生。

 脑外科备忘录

脑瘤的早期表现有哪些？

　　脑瘤的表现有发作性头痛（发作性头痛）、癫痫（癫痫大发作或局灶性癫痫发作），鞍区病变常见视力下降，额叶和颞叶肿瘤表现为精神及意识障碍，思维、情感、记忆力的改变。

西里六号，师出名门

　　在天坛西里 6 号，有一个必须要单独来讲述的地方——北京市神经外科研究所，我在那里学习了 6 年，在那里我获得了硕士学位，然后是博士学位，最后在天坛医院参加工作一直到现在（天坛医院和北京市神经外科研究所是两个编制单位，但在同一个院内），我始终认为我是研究所的人，因为我在那里长大，自然就是那里的人。

深夜，我在想着如何来完成对研究所的描述，我跟随回忆的脚步，从一层爬到了六层，沿途拍打着研究所各个科室的门，居然迷失在了四层和六层。这两层原来是什么部门？我努力去想，还是想不起来。后来我问了冯老师，她说了自己的记忆，我却咋也不能清晰再现她所描述的那些场景，我决定再去请万虹老师来帮我回忆。

我写这些随想和回忆，不是为了歌功颂德，完完全全是为了趁着记忆还在，赶紧把生活记录下来，也属于"挽救性挖掘"，等楼房完全夷为平地，变成了花花草草，记忆就会消失，即便不消失，但遗漏些许也很遗憾，一些深刻的东西会被铭记，但是脑海里那些淡淡的记忆如果没有了记录者，就会随着时间彻彻底底消失了。

那是一栋普通的六层楼房，还有一栋白色的二层伽马刀小楼，院子不大，陌生的人往里面走，门卫都会询问："你找谁？"答曰："我找张教授""我找刘主任""我找……"门卫还会告诉你要找的人今天在不在。

在全国神经外科人眼里，北京市神经外科研究所是殿堂级的圣地之一，许多全国知名的神经外科教授都汇集在这里，许多医生希望来这里看一看，学习一下，在医生的成长之路

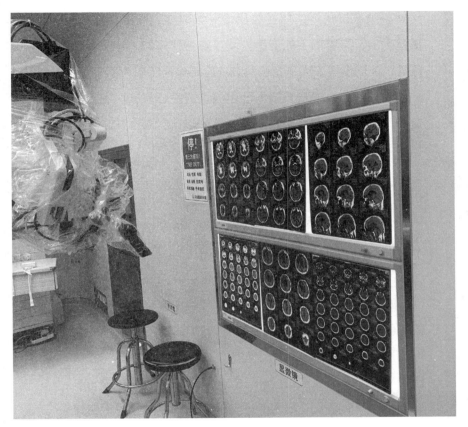

北京天坛医院外科手术室一隅

上进修十分重要，来这里学习成了许多神经外科医生的心愿。进修班还有官方的名字，通常叫作神经外科学院，现在没有了五年制，只有一年制和短期班。

我们这群孩子就在这里长大，王家的孩子、吴家的乖乖、张家的娃娃，就像村子里的孩子，今天去叔叔家看看，明天又到表弟家玩玩，偶尔还去找堂兄弟要要，周围都是养分，都是进展，看看墙上的壁报就能了解学科动态。伴随着学科发展，我们慢慢长大，骨子里的细胞都嵌合了研究所的基因，我们慢慢长成，或是继续本地生活，或是分家离村发展，不管在哪里都已经深深镌刻了研究所的烙印，难以抹去，而它也成了我们的故乡。

"小硕士"眼里的研究所

闭上眼，我的思绪又从研究所的一楼开始蔓延。一层有个侧门，是那种铁质的拉伸门，里面还有一扇木门。刘佰运老师的办公桌就在一层中间的屋子里，我的硕士研究生学习刚开始时，他经常喊我来整理他的那台电脑，电脑里存放了他每年的国家自然科学基金标书，他说："虽屡战屡败，但仍要屡败屡战，总有一天会成功的。"偶尔会遇上一位女老师端着杯子从一层最里面的办公室走出来，殊不知 3 年后这位女老师就是我的博士生副导师万虹教授。我博士期间大量的研究工作也是在一层完成的。那时刘老师问我："你以后想做什么？"我看见墙上壁报写着干细胞，我顺口说想研究干细胞，没想到 3 年后我的博士课题还真是与干细胞相关的。

入学一年以后，刘老师告诉我："咱们要搬家了，有自己的实验室了，在三层。"那是我在攻读硕士期间学习的地方——办公室 311。走进 311，桌上放着一块"颅脑创伤研究室"的门牌，我跟李师弟两人找出了双面胶，将门牌贴在了门上，"颅脑创伤研究室"成立了，日后就是这个研究室重振了天坛医院脑外伤领域在全国的地位，而我们也有了一个学习的地方，有一个固定的地方读书学习是令人羡慕的。屋子里有一个大的实验台，夏天的时候宿舍里拥挤且闷热，有时学习到太晚了索性就睡在实验台上，感觉住房面积得到了迅速提高。寒来暑往，备考博士期间已是寒冬，刘颖老师把自己的军绿毛毯留给我，在毛毯上给我留言："小郝，晚上屋子里冷，用毛毯搭上腿，暖和些。"在焦虑的备考阶段，有这样暖心的留言，对于像我这样一名外地学生而言，是家一样的温暖，而像刘老师这样善良的人只是研究所众多老师中的一位。

为了研究脑创伤后细胞凋亡的情况，使用流式细胞仪进行细胞染色分选。先制作动物模型，按照时间点取材，将组织研磨然后进行细胞染色分选。流式细胞仪安放在六层，实验在六层进行，该死的流式细胞仪的细胞分离柱老是堵塞，需要花费很长时间不停冲洗。师弟买来的盒饭有点凉了，实验室有个微波炉，于是我顺势用实验室的微波炉热了热盒饭，蔡老师回来后惊呼："孩子们，你们咋敢用那个微波炉呢？那个微波炉是加热胶的，有毒啊！"我们顿时吓出了一身冷汗。直到现在，实验室的毒在我身上还未发作，如果有一天发作了，我也算是为科研事业而献身了。

转眼间，已经进入了博士报考阶段，我鼓足勇气，敲开了王忠诚院士办公室的大门，战战兢兢地告诉他："我想读您的博士。"那是历史性的一刻，小伙子鼓足了全身的勇气，拜见了自己的导师。2006 年，我的人生发生了改变。

"小博士"眼里的研究所

教育处的老师告诉我，你的博士阶段副导师是万虹教授，随后将一个黑皮的课题经费本交给我，我有了自己的"小账本"。万老师不就是几年前在一楼最里面办公室的老师吗？我搬上学习用具，从三楼挪到了一楼，万老师和我说明了课题方向，并把 3 号电脑固定交给我使用。博士期间的学习和生活，就从这里开始了。

为了取到脊髓干细胞，我骑上自行车去天桥动物所买回"怀孕的大鼠"，然后取出小鼠，将脊髓打开，再取出脊髓干细胞进行培养。每次我跟历老师都相互推卸责任。我说："老鼠啊，你们可不是我杀的，是历老师干的。"历老师就说："不对，都是小郝干的。"然后我们都会在心里给这些为科学献身的小鼠默哀。

在研究所里做科研的阶段，猫、狗、兔子，还有老鼠（从 SD 鼠、Wistar 鼠到裸鼠）都曾经是我的实验对象，干了不少"残害动物"的事情，动物也反抗过我，狠狠地咬上一口，为此张绍东老师还到卫生防疫站买了狂犬疫苗帮我打满了 5 针（当天、第 3 天、第 7 天、第 14 天和第 28 天接种）。

3 年的博士学习即将结束，完成了毕业和学位答辩。《中华神经外科杂志》编辑部就在研究所的六层，所里学生发表文章拥有得天独厚的地理优势，投稿、交审稿费都不需要去天桥附近的邮局了，直接上楼就行。每次去找刘老师汇报工作的时候，偶尔会顺手牵羊"窃取"几本当期的神外杂志回来阅读。回想起当初老爹在当地订阅的《中华神经外科杂志》还没有到他的手里就被单位的同事"借"走了，现如今的小郝同学也跑到老师这里来"借"杂志，人类对知识永远充满了渴望，鲁迅笔下的孔乙己说"窃书不算偷"，我也权当是"窃杂志不算偷"了。

研究所的二层是行政办公区和报告厅，墙上挂着一块匾，王院士书写的"发展神经外科事业"。事业是几代人一点一滴积累的，一个又一个研究生在这里完成了课题答辩，就像一砖一瓦，慢慢把研究所打造成了中国神经外科的殿堂级的圣地之一。

与老教授相处

二层的行政办公区里还包括所办和焦书记、赵所长的办公室。赵所长有一位 70 岁左右的老患者，年轻时是戏剧演员，演出的时候发病入院，当时赵所长术中为她夹闭动脉瘤，挽回了生命。一次这位病人回来看望赵所长，两位老人的对话让我惊讶不已，赵所长还能清晰记得病人之前住在哪间病房，还能讲解 Pipeline 支架，这种支架在当时还没有进入中国市场，对于一名退休多年的老教授，赵所长的知识面也令我震惊。后来病人没有按约来复查，我问赵所长用不用问一下情况，赵所长告诉我："医不叩门。"这样的一位老人让我印象深刻。

五层的病理科还有一位老人——罗麟主任，神经外科专业出身，但后来从事了病理学研究。我偶尔去找他，他会唠唠叨叨给我讲些故事，病理会诊之前会把病人的 CT 和 MRI 检查资料取来，先在灯箱前仔细端详了片子，才去显微镜底下看病理切片的"花花世界"，那时还没有电子病历，病理科的老师还经常会去病房翻阅病历，病理诊断离不开临床信息，而临床医生也不能忽视病人的一些主诉，全国的很多疑难病例都在研究所的五楼会诊，病理科医生除了"火眼金睛"以外，还必须有"顺风耳"，综合病人的病史、临床检查、影像检查和病理表现之后才下诊断。罗主任退休后，新任的李桂林主任更是擅长"刨根问底"，一位患者术中出现了放射性坏死，大家百思不得其解，李主任硬是询问出了病人小时候在特殊环境生活过，解开了这个谜。

关于五层的记忆中，还有师弟的历险记。师弟为了方便实验，有段时间住在了实验室，男厕所在四层，晚上不小心一脚踩空从楼梯摔了下来，给我打电话说："师兄我把下巴摔破了，可能得缝针。"我着实吓了一跳，可千万别摔出硬膜外血肿。急忙穿戴整齐跑到研究所，带他到手术室，用缝合硬膜的小针把他下巴上的裂口缝了起来，好在后来没有留下明显的瘢痕。对于师弟的努力，我真是特别心疼，多好的孩子，为了学习如此拼命，研究所的研究生们都是这样拼出来的。

对于四层，实在没有过多的印象，只记得有一个特别奇怪的实验室，大家相互之间不怎么说话，学生毕业以后都销声匿迹了，这样压抑的环境也算有些奇葩了。

尾声

研究所的一层到六层，留下了我 6 年研究生生涯的回忆，记得爬山虎在小楼外墙上缓慢生长，透过窗，能看到楼里的人匆忙的身影，为了神经外科事业奔忙的身影。

研究所的一楼有一座王院士的铜像，栩栩如生，炯炯有神地注视着我们。每个纪念日总能见到雕像旁边的鲜花，谁送来的却不知道，为了纪念这位老人，更多的是感谢他为神经外科所做出的贡献。

"发展神经外科事业"，一是发展，二是要做成事业。如何继续做下去？如何做得更好？如何在历史上留下烙印？唯有努力，唯有奉献，唯有来自于心灵深处的热爱。爱着我们所从事的工作，爱着对我们以性命相托的患者。努力吧少年，奔跑吧少年，感恩这最好的时代，用激情来拥抱未来，用善良去拥抱明天，明天必定仍是最好的时代。

脑外科备忘录

脑瘤治疗的流程有哪些？

脑瘤患者出现相关的临床症状（如头痛、头晕、视力障碍等）或体检发现脑瘤后，需要及时到神经外科就诊，完善各项实验室检查（如肿瘤标志物检测）和影像检查（如增强 MRI），由医生做出临床诊断并判断是否需要手术治疗。如确需手术，则要先开立住院证、排队住院，之后入院完成手术、等待病理结果、出院，出院后还应遵循医嘱定期复查。对于恶性脑肿瘤患者还需要视具体情况结合其他治疗（如化疗、放疗）。

第2章 没有硝烟的"战场"

对于外科医生来讲，多少个这样特殊的日子都是在手术室里度过了，而那些无名的同事都在默默陪着我们，默默奉献着。

我不是艺术家，不会描绘灿烂的美，只是生活中平凡而普通的一粒沙子，在海滩上静静地躺着，不管烈日还是暴雨，不管潮涨还是潮落，在探寻着创造着特殊、善良、仁爱的医者之美。

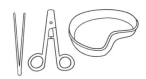

高人一截，脑瘤元凶

"高个子"的手术安排在5月20日进行。今天是5月22日，周五。脑海中快速回忆并记录着那天的"战斗"，生怕日子久了就会忘记。

我时常在想，一台重大手术的准备工作是非常重要的，包括物品的准备和心理的准备。所有的细节都要考虑周全，因为在手术中要时刻面对未知。一定要做好"如果什么发生了，怎么办？"的预案。

在手术备注单里，把能想到的都写了下来，开颅的工具，可能用到的各种钻头等。我知道叶老师会帮我们准备得很充分，以至于对她产生了一定的依赖，仿佛只要她在，就有了主心骨。叶老师是一名普通的护士，去年她在接受电视台的采访时说道："我对家庭和孩子亏欠很多，退休了一定好好陪陪她们。"特别朴实的语言，作为神经外科大咖背后的巡回护士，她所完成的工作都是别人看来似乎"微不足道"但实际却十分重要的事情，尤其是在去外院会诊时，才更会深知她的重要性。重大的手术，她的存在，似乎就是胜利的重要保证，因为她是医生背后坚实的"靠山"，是第一种无名英雄，是手术室里的"蒙面女侠"。

当我在8点50分走进手术室的时候，两位"麻醉女神"已经开始有条不紊地工作了，她们在患者的颈部和下肢各做了一套深静脉置管。这是我第一次见到同时做两套深静脉置管的情形。于是赶忙追问缘由，原来是为了防止出现空气栓塞。对待如此艰巨的"大手术"，麻醉师术中管理的重要性不言而喻。这就是临床医生背后的第二种无名英雄——"蒙面麻医"。

提前一周，我和负责血库的医生进行了输血相关的准备，对这台手术做的是自体采血 + 异体输血的方案，近 1500 毫升的备血被第三种无名英雄完成了，感谢"红色天使"的支持。

9 点准时手术，从"上头架"开始，神外大咖高主任反复调整"C 形环"（头架的一部分）的位置，今天的头架果然极其难上，因为患者的头顶被病变侵蚀，可以固定头钉的地方很少，加上"奔放的"切口，3 枚头钉的位置非常难找，最后终于上好了头架。

10 点，手术刀贴近了头皮，头皮下出现了一层厚厚的异常脂肪层，冰冻切片检查也提示有肿瘤细胞，必须将这一层贴在颅骨表面的"软帽子"剔除，这个"软帽子"很大，就像要刮除粘在地上的牛皮糖一样，小心地一点一点剔除，尽量确保少失血。由于创面实在太大了，用到了两套双极和吸引器，两名医生既要相互配合着工作，又要注意独立地进行止血。

接近了颅骨，今天的重头戏就是把颅骨取下来。厚达 3 厘米的颅骨很少见到，用常规的电钻和铣刀是无法将这个厚厚的颅骨取下来的，高主任在患者的头顶位置打了一排孔，然后把这些孔再扩展成骨沟，这样的工作看似简单，但是对神经外科医生的考验非常大。高主任的手劲非凡，用咬骨钳"一口"就能咬除不少骨头，而我每次只能咬除一点点。

"你们知道吗，我当过煤矿工人，那是在高考恢复之前的事。"高主任继续讲到："没有白吃的苦，年轻人加油干呀！"

跟老专家相比，我们确实汗颜，吃苦精神还差好远，条件好了，吃苦的机会少了，在这样的"战斗"面前，就显得稚嫩。

颅骨被一点一点去除，实在没有太好的办法，颅骨被慢慢咬了一圈，最后一点被咬除时，进入了卸骨瓣的阶段。由于颅骨内面与大的静脉矢状窦连在了一起，血液从颅骨面慢慢流下，两名医生负责卸颅骨，而我的工作是用两个吸引器把患者头上流出的血全部吸到血液回收器里。拿着两个吸引器，想起了"双刀战士"，哪里出血，吸引器的头端马上到位，我化身为金庸小说里的"侠客"，功夫还算不错。

骨瓣终于被卸了下来，我抬头看了墙壁上的电子钟，时间是 16 点 35 分。这是我到天坛医院以来，卸骨瓣用时最长的一次。之前做乙状窦前入路，午饭后卸下骨瓣已经算很晚了，但是这次却用了 6 个多小时才卸下骨瓣，我在心里默默记下了这一时刻。

接下来切肿瘤的工作没有太大的困难，就像日常的步骤一样，尽管也用了 3 个多小时。

巡回护士叶老师下班了，来换班的是年轻的小赵老师。

"郝大夫，你们今天几点结束呀？"小赵老师问道。

"快了，午夜 12 点前肯定结束，你今天什么班？"我说道。

"我今天是下午班，上午去领的结婚证，今天 520，领证的人挺多的。"小赵老师回答。

原来今天是小赵老师大喜的日子，我们的大手术搅扰了她们的幸福时刻，我不禁感到一丝内疚。

有多少医务人员，在手术室里度过了多少个这样的特殊日子，大家都在默默陪伴着彼此、陪伴着患者，默默奉献着自己。

手术终于在 23 点前结束了，这些大型的手术通常需要很长很长的时间来完成。因此，我和我的同事们失去了很多陪伴家人的时间，失去了很多和朋友聚会的时间，失去了晚饭后在首都美丽的夜景下漫步的时间。朋友喊我聚会，我也想去参加，可实在是人在医院身不由己。

午夜来临之前，患者转入了 ICU 病房，接下来的治疗仍是困难重重，迎接我们的仍是未知的艰难险阻。

 脑外科备忘录

什么是脑膜瘤？

脑膜瘤是中枢神经系统最常见的原发性肿瘤，约占中枢神经系统所有肿瘤的 30%。每 10 万人中有 1~8 人可能罹患脑膜瘤。脑膜瘤常见于 20—40 岁的成年人，且发病率随着年龄的增长而升高，女性比男性更多发。大多数脑膜瘤是良性的，恶性脑膜瘤仅占 3%。良性脑膜瘤在手术全切后可治愈。

重症监护，力挽狂澜

终于迎来了一个属于自己的周末，早上开着车到外面办事，想着回去喝杯咖啡、读读书，美好的周六。微信亮了一下，趁着等红灯的时候我停下车看了一眼，是值班医生发来微信："郝大夫，你负责的"6+床"的患者呼吸频率每分钟40多次，血气分析考虑呼吸衰竭，可否转到 ICU？"

我"一脚油"掉头赶到了医院。患者的心率比昨天加快，呼吸频率确实也快。这是一名 73 岁的老年胶质母细胞瘤患者，目前颅内情况非常稳定，贫血和低蛋白血症都得到了纠正，但是他的肺部感染情况还不容乐观，呼吸功能还是直线下降。请了 ICU 医生会诊，大家商量后决定转入 ICU 强化治疗。

ICU 是重症监护室的简称。也许 ICU 在老百姓心目中的印象就是许多机器用一堆导线跟病人的身体连一起。转入 ICU 的患者，有很大可能就要面临生命危险了，所以除了恐惧还是恐怖。我的孩子出生后由于误吸，当天也进入了新生儿 ICU，家属在冰冷大门外的感受，只有经历过才会知道，感觉 ICU 大门里发生的事情大多是未知与神秘的。ICU 的护士们面对一次次的抢救，熟练地进行着胸外按压等操作，"很 Man"的举动，都让我这个男大夫佩服不已。ICU 护理工作强度比较大，主要体现在 ICU 男护士的比例最高，离职率也比较高。

我负责治疗的重症患者越来越多，前往 ICU 看病人的频率也越来越高，与 ICU 的护士们也慢慢熟络起来。"一对一"

的特级护理是普通病房无法实现的。在普通病房，家属与患者的交流互动无疑更加温情一些。ICU 与普通病房各有优劣，治疗的对象不同，分工不同，互为支持。

在《医述：重症监护室里的故事》一书中，讲述了许许多多发生在 ICU 的故事。有抢救失败的故事，但是更多的是抢救成功的案例。该书的作者父傲是来自于浙江嘉兴的一名 ICU 医生，她用自己的亲身体会，讲述了发生在 ICU 的故事。一名 ICU 医生这样的富有感怀、富有理想，情感如此细腻，能够写出这样一本书，使人们对 ICU 的理解和认识更加深刻，是非常难能可贵的。我曾经买了一本，拜读后推荐给天坛医院 ICU 的大夫们看。在这里，也特别推荐给大家，如果有时间，一定静下来读一读这本书，讲述的不仅仅是医院的故事，更深层次是在与死亡擦肩而过时的人间百态。

ICU 的故事，有很多惊心动魄，更多时候充满温馨。ICU 的故事，有很多快乐与痛苦。

 脑外科备忘录

脑瘤术后为什么会在 ICU 治疗？

颅脑手术之后患者的麻醉时间较长，患者的自主呼吸有可能尚未完全恢复，如果手术涉及重要的部位，患者的血液循环、血压可能都还不太稳定，术后存在发生异常情况的风险，因此需要在 ICU 进行持续监护与治疗，必要时需要进行维持血压、呼吸等生命体征的处理。一般情况下，如果术后第 2 天患者的病情平稳、麻醉苏醒、气管插管拔除，即可转出 ICU 进入普通病房进行下一步治疗。

医美相伴，婀娜天使

术后的患者呼吸有些快，为了安全起见，决定把患者转入 ICU 治疗，联系好之后，我和家属将患者转送到了 ICU。

ICU 的女医生，思维敏捷，行事果断，说话语速也快。"又给我们送病人来了？"说道"又"字的音调格外重一些，我知道其中颇有嗔怪之意。

"病情不重的，病情不重的。"我赶忙掩饰一下，生怕增加她们的心理负担。

几名 ICU 的护士围上来，转床、吸氧、监护、吸痰、口咽通气道，三下五除二就以最快的速度完成了转接治疗。

我抬起头，放眼望去 ICU 里的病床都满满的，这里在节假日和新冠肺炎疫情这个特殊的时期，工作依然是那么繁忙。

ICU 里的高年资护士们和一些新来的男护士兄弟几乎都认识我，因为我是这里的"常客"。用同事们开玩笑的话讲："郝大夫在 ICU 有许多'内线'。"

很遗憾，这个群体里大多数的人，我却叫不出也不知道她们的名字，尽管有时在楼道里会打招呼，但叫不出她们的名字，还是觉得不太礼貌。这些忙碌的身影中藏着一颗对工作极其负责的仁爱之心，也许这就是美吧。

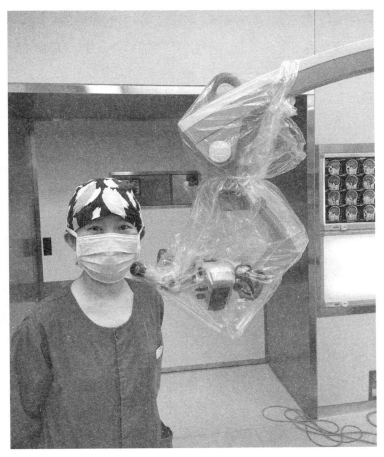

充满活力的麻醉科同事

对美的追求是人性的本能。熙熙攘攘中总去发现美丽的或帅气的身影，闲暇时常去青山绿水中徜徉美景，夜晚也想仰望星空探索星系之外的美，初夏时分感受飞来飞去的萤火虫演绎着的自然之美。画师用画笔描绘美的图案，设计师用大脑寻找着美的图纸，厨师双手烹饪着美味的佳肴。作为一位医务工作者，也在追寻着美，这种美是一种特殊的美。

孩子知道我是医生，在他小的时候总是问我："爸爸，你今天看的什么病人？"我说："是脑袋里长了虫子的病人，爸爸帮他们把虫子抓出来。"之后孩子又问："爸爸，你的病人咋老长虫子呢？"

作为一名多年从事脑瘤治疗的神经外科医生，我的日常工作就是把大脑深处的肿瘤切除，这种"残忍"的工作是没法跟小孩子讲述的。工作中充满的不是诗情画意，而是刀光血影，有时我自己也不得其解，我这样文质彬彬的人居然每天都有勇气用手术刀将患者的头皮划开，再把病变切除。我们的工作不是直接的那种美，而是抽象、间接的，是能够给患者和家庭带来希望的那种迟来的美。

我的同事们、同行们都和我一样，美的都不是那么直接，就像蒙娜丽莎的微笑一样，是一种淡淡的感觉。

新冠肺炎疫情在近期有了好转的趋势，医院患病的数量增长变缓，我虽然没有像我的同学和朋友们一样在抗疫前线工作，但是每天仍坚守在医疗的阵地上。我们科的护士长参加过"非典"救治，当她讲述当年的故事时，大大的眼睛里瞬间充斥了泪花，我能猜到那时发生了什么。

我突发奇想，给远在浙江的 9 年前我收治的小儿患者打视频电话问候，那个见了我就哇哇大哭的孩子已经长成了"小大人"，虽然仍在视频里躲躲闪闪不愿看我，但看到他调皮的样子，我内心里充满了幸福，孩子父母的内心更是如此吧。

多希望新冠肺炎疫情能够早些过去，那些受染的患者能够早日康复，人们的生活也能恢复平静。即将迎来的仍是像往常一样的平凡工作，面对的仍是被疾病所困扰的不幸患者，与他们共同经历驱除病痛的过程，这就是医生的职责。

我不是艺术家，不会描绘灿烂的美。我和其他医护同行一样，只是生活中平凡而普通的一粒沙子，在海滩上静静地躺着，不管烈日还是暴雨，不管潮起还是潮落，探寻着、创造着那些特殊的、善良的、仁爱的医者之美。

 脑外科备忘录

儿童常见的脑瘤有哪些？

脑瘤是儿童时期的常见肿瘤，年龄低于 15 岁的颅内肿瘤患儿约占全年龄组颅内肿瘤患儿的 15.5%。儿童脑瘤的高发年龄为 5—8 岁。儿童颅内肿瘤中以中线部位肿瘤为主，如髓母细胞瘤、颅咽管瘤、脑干胶质瘤等，颅内生殖细胞肿瘤是脑肿瘤的一种特殊类型，大多数患者为儿童。

音声悠悠，刀光闪烁

某天早上，我去 ICU 看病人，那里正在播放音乐，我问："你们为什么放音乐？"答曰："舒缓治疗啊。"我恍然大悟后赞许了一番，原来术后病人听音乐有助于恢复，那说不定手术中的病人也能聆听到我们播放的音乐呢。

周五下午的接台手术可能有些"残忍"，下午 3 点才接，一台手术下来已经是晚上 8 点多了。手术台上的护士从早上 8 点工作到这时，在手术的后半程身体已经非常疲惫。不知是哪位同志说了句："咱们放点音乐如何？"该提议得到了大家一致的肯定，有人迅速到其他手术室取来了一个音箱，到底听什么歌曲合适呢？最后选择了王菲的《如愿》，空灵的歌声响起，为周五晚上的手术带来了慰藉。

我陪着年轻医生关颅，看着他们年轻的身影、熟练的操作感慨万千，又看到旁边放的小音箱，不禁回忆起了天坛医院手术室里的音乐往事。

已经是"中年大叔"的我，当过 6 轮院总（总住院医师），属于名列前茅的老院总了，后来者想超越我的院总时长，难度不小。院总的生活是枯燥的，每日泡在手术室，于是希望依赖音乐来帮助提振精神，当然这也得到了同事们的大力支持。来到天坛医院老院区（天坛西里 6 号）工作后，发现某些手术室有音响设备，是一个主机和旁边的两个外放音箱，主机是 CD 播放器。那时的音箱也大多数是 CD 音箱，如果能带个优盘接口，就属于相当高档的了。记忆里，新买的音响设备放在了第 10 手术室，之后把旧的搬到了第 7 手术室，这样保证了两间都有。后来，2011 年我来到脊柱病房做院总，一直关注着一款白色的小音箱，某一天发现减价了，马上出手购进，这让第 4 手术室也能够充满音乐。随着技术进步，能插优盘的音箱已不再高档，出现了支持蓝牙技术的音箱，可以"不连线"播放音乐，这种音箱的价格也逐渐降低，于是在 2015 年，第 6 手术室也有了乐声，这个新音箱的效果超过了以往任何一个，但不巧的是这个小音箱被摔过一次后就彻底退出了历史舞台。2017 年又有一款国产音箱吸引了我

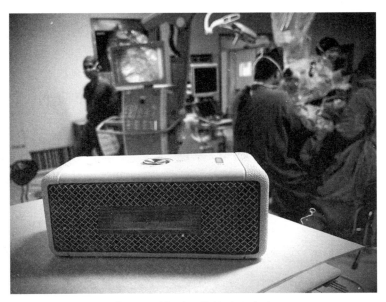

帮医生缓解紧张情绪的小音响

的注意，白色的机身上还有一个"小蛮腰"，音色好听，关键价格还特别亲民，只要 89 元，于是我又为手术室购进了新的音箱，2018 年准备搬去新院区时不知这个"乖乖"被藏身何处了。

音响设备毕竟只是机器，播放什么音乐，由个人来决定。印象里，有几位医生的口味比较独特。某主任痴迷于一个叫作"黑鸭子组合"的乐队，还有喜好曲风怀旧的歌曲，比如《外婆的澎湖湾》《映山红》《莫斯科郊外的晚上》。还有一位主任喜欢听乐曲，尤其喜欢"班得瑞"乐团。还有一位医生喜欢听《大悲咒》。

当然，提到手术室里的音乐，有人会说："手术室是开刀的地方，大夫岂能一心二用？"这其实有点像开车听广播，不会分心，主要为了祛除封闭空间的疲劳，这也是年轻医生喜欢听音乐的原因。有的主刀医生可以顺从年轻医生，并且加入了听音乐的队伍。也有主刀医生比较刻板，反对听音乐，他一来我们就把音乐关掉。据说，亚翁（亚萨吉尔教授，已故著名神经外科专家，被誉为"显微神经外科之父"）就不喜欢听音乐，而是喜欢静谧，那种针掉地上都能听见的感觉，手术室里的音乐对他而言应该是难以容忍的。

搬到天坛医院新院区以后，手术室里的音乐声渐渐少了，新近添了好多新物件，如高级显微镜、超级屏幕、术中 MRI，那些都是医生的"眼睛"。

脑外科备忘录

什么是术后加速康复？

术后加速康复（ERAS）是指以降低并发症的发生、促进患者快速康复为目的，控制炎症，减少应激反应，并应用一系列具有循证医学依据且多学科参与的围术期优化处理措施。ERAS 通过有效、合理、适度地改良常规治疗流程，减少手术并发症的发生，降低手术风险，从而加快患者术后的恢复，缩短术后住院时间，减少住院费用，提高术后患者的生活质量，改善患者手术体验，提高患者满意度。

"太空之眼"，微观大脑

2021 年 12 月 25 日恰逢周六，我睡了个"很饱"的觉，外面的天气寒冷，裹着厚厚的棉被享受着温暖的周末，然而这些都是梦里想象出来的。早上聆听了中科院青年科学家的讲座，脑洞小开，科总（陈科医生）不住地提醒我今天晚上观看韦伯望远镜的发射，我顿时醒悟为什么孩子的学校发了火箭玩具，原来是应景。美国东部时间 12 月 25 日上午 7 点 20 分，哈勃望远镜的继任者詹姆斯·韦伯望远镜将从法属圭那亚库鲁航天中心被送往太空，宇宙的新面貌将呈现在世人面前。

在科学研究中，有人研究宏观，从太空到天体，还有气候学、环境学等，而医生研究对象则是人类机体及其相关的微观世界。

神经外科医生都是摄影师

许多的神经外科医生对于摄影有特殊的兴趣与追求。究其原因，可能是在显微镜下拍术中照片的习惯映射到了生活中。十几年前，我去外地参加学术研讨会，会后几个神经外科医生围桌坐下，然后把脖子上挂的单反相机取下放到桌子上，长枪短炮，装备都不错。我也不甘落后，斥巨资购进了单反相机，还配了闪光灯。但直到现在我对摄影也近乎一窍不通，设备压在箱底，还担心哪天家中进了贼，把这宝贝偷了去。

据说，多位神外大咖也是专业级的摄影大师。一位大师，把他的照片做成了挂历，好不风光。而我科的几位大师也是发热友，有专门跑到火箭发射现场拍照的，还有每年都外出采风的，草原、荒漠、都市都留下过他的足迹，照片美的不得了，应该可以入选风景类的明信片。每次科室组织学术会议或活动，科里的专业"炮筒"全部上阵，根本不用外聘摄影师。

显微镜下的世界

在门诊，总有患者询问："这个手术是微创手术吗？"答

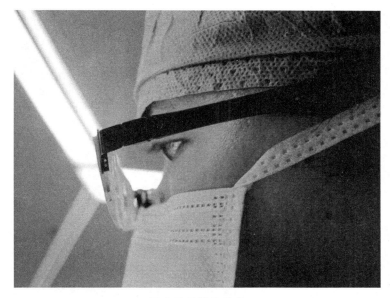

医生的眼就是设备

曰："当然是，都是在显微镜或内镜下进行的手术。"微创手术是指在最大限度保护神经功能下创伤最小的手术，这样的手术需要借助于显微镜或是内镜。除了脑室－腹腔分流术，裸眼下的神经外科手术在天坛医院基本上已经没有了。通常神经外科手术需要在 5～10 倍的显微镜或是内镜下进行，"刀尖上的舞者"绝非浪得虚名。当然，显微镜下的操作要求医生的上肢有良好的稳定性，因为神经外科医生的手的每一寸皮肤的感觉跟患者的良好预后密切相关。我常告诫住院医师："要保护好自己的双手，在家少干搬煤气罐这样的重活，当然了，力所能及的家务活还是要干的。"

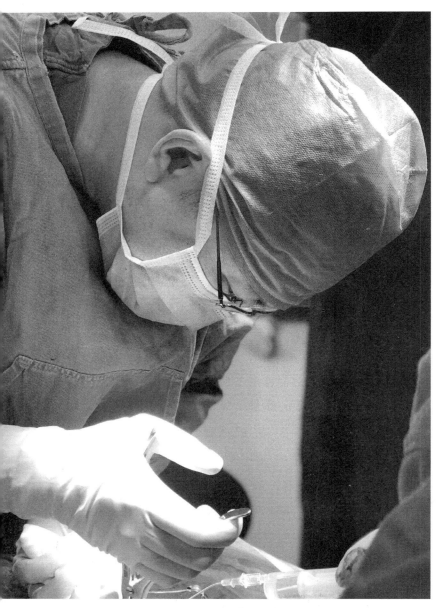

一丝不苟地观察

　　同样，每天和医生配合手术的器械护士也都需要有良好的心理和身体素质，常年的训练下她们传递器械几乎已经养成了良好的习惯。

　　我刚来到天坛医院的时候，那时主要的显微镜是德国莱卡牌的，没有可以照相的模块，为了照出术中的相片，需要将照相机"贴"到目镜上，用拇指和食指"圈"起来，保证照相机镜头和手术显微镜目镜完美地结合才能照到好的照片。一款黑色的日本尼康相机在科里很流行。为了留存影像资料用，我自己也买了尼康的一款 400 万像素的相机。2008 年，有一名研究生做学术汇报时拿出了非常漂亮的术中图片，从而"一讲成名"。于是我跑到马连道摄影城买了新款相机。回到科里后，我说："虽然有点贵，花掉了我几千元，可是值得。"谁曾想到现如今智能手机几乎已经完全取代了数码相机。

　　那时，院总的重要工作之一就是留存影像资料，术中楼上楼下跑来跑去，把珍贵的影像资料拍下来，由于灯片箱照相反光，智慧的院总们还发明了自制的遮光罩（就是用硬纸壳卷个桶）。虽是辛苦，但是历任院总们都留下了丰富的影像资料。现在，都不用照相机了，这些老照片还是很好地被保存了起来。

　　显微镜没有照相和录像系统，我们手术室的每个莱卡显微镜都外接了一个被戏称为"洗衣机"的转接设备，照相、录像都很是方便。每次手术结束，神经血管全部显露了出来，主任都会从不同角度拍些照片，这都是他的"作品"。

再后来，德国蔡司牌的显微镜在手术室中逐渐占据了上风，成了绝对主力，3D、导航、荧光造影等模块，以及照相和录像这些要求均可满足。借助于高级显微镜，神经外科手术变得更加得心应手，影像存储也更加简单易行。

细胞的微观世界

为了得到病理诊断，或是进行高精度的研究和试验，需要借助放大倍数显微镜，比如 100 倍或 400 倍，可以观察到肿瘤样本中"细胞级"的表象。通过几个异形的细胞就能够定性诊断恶性肿瘤，显微镜堪称病理诊断的基石。

在细胞培养过程中，要用到倒置相差显微镜，转染荧光后，还会用到荧光模块来观察，绿色荧光蛋白（green fluorescent protein，GFP）是我在博士期间标记细胞用的。为了看到单个细胞的结构，还会用到电子显微镜，看看细胞里的线粒体、高尔基体等结构（线粒体、高尔基体均为重要的细胞器）。

通过荧光共聚焦显微镜可以观察到细胞的立体结构。我在攻读博士期间的梦想就是把自己的样本用共聚焦显微镜看看，可惜那时候单位没有这个机器，留有遗憾也不错，每个人的成长都有缺憾。

为了更加清晰地观察肿瘤的特征，医学专家将肿瘤细胞的遗传物质 DNA 和 RNA 拿来研究，用到的基因检测手段，算是"分子眼"吧。

　　从韦伯望远镜的宏观银河世界，想到了神经外科手术的微观世界，在感慨人类渺小的同时，又惊叹了科技的神奇。想到爱因斯坦提出黑洞理论的伟大，绝大多数人也许此生注定无法达到爱因斯坦的成就，但也正在各自钻研的领域中努力前行，未敢停歇求知的脚步。我也曾追随院士求教，也曾访学于普林斯顿大学。至少我还有我的显微镜，和显微镜下的斑斓世界。

 脑外科备忘录

脑外科的微创手术有什么特点？

　　在大多数人印象中，微创手术是指切口特别小的手术，而脑外科的微创手术则不然，它是指利用各种手术设备、影像及检测技术（如术中导航、术中超声、电生理等技术），以越来越小的创伤，越来越严密的"脑保护"，达到越来越好的手术效果的一种综合技术。

"提灯女神"，红花绿叶

　　"提灯女神"是指南丁格尔，南丁格尔用自己的爱心、耐心、细心和责任心去好好对待照顾每一位病人。今天就来讲述一位天坛医院"南丁格尔"的故事。

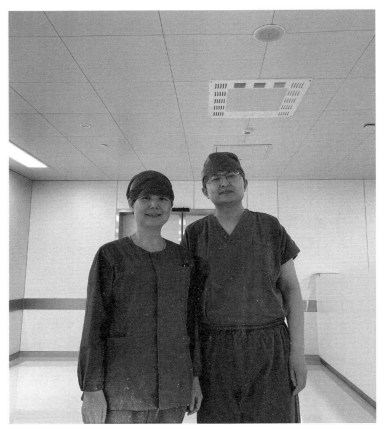

作者与"提灯女神"叶老师（左）合影

　　叶志芬是天坛医院手术室的一名巡回护士，科室里大家都喜欢叫她"叶子"，我称她为叶老师。她是一名共产党员，不久就要退休了。

　　如果说天坛医院能够走到今天，是因为拥有一批"神外巨匠"的话，今天要讲的是，除外巨匠还有一群默默无闻地为患者服务、为神经外科医生服务的无名英雄们。巡回护士就是这其中的一个特殊群体，叶老师就是巡回护士中的一员。

第一次遇见叶老师是在天坛医院老院区三楼手术室的走廊，当时我还是一员"小兵"，叶老师那时同时还在普仁医院工作，周五偶尔会来天坛医院，我说："叶老师好。"她站住了，有点愣愣地问我："你咋知道我是叶老师？"清脆的声音，直到今天我还依稀记得，觉得叶老师有点"萌"。

过了几年，孙老师（另外一名极其优秀的巡回护士，也是可以"封神"的护士老师之一）退休后，叶老师从普仁医院回到天坛医院本部工作接替了孙老师，成为神经外科病房手术室的巡回护士。叶老师的帮助伴随着我的成长，几年相处下来，难舍难分，作为医生的我受益颇多，但我想患者受益或许更多。

巡回护士负责的工作非常零碎，核对患者信息、扎点滴、摆体位，还要盯着消毒脱碘酊、盯着开台，以及帮助拿取东西等。看似简单，这样的工作却浓缩着一份深深的责任心，稍有不慎，都有可能会直接或间接影响到手术的效果。

我的父亲曾在北京某著名医院接受手术，术后额头有一块黑斑，我不知道是什么，一问叶老师才知道是脱碘酊不彻底留下的碘酒灼痕。每次消毒，我都要给研究生讲这个知识点，提醒他们要做到彻底脱碘酊。盯着看看消毒脱碘有没有漏掉的地方是叶老师的"执念"之一，以防烧灼患者的皮肤，还要关注到患者耳朵、眼里的棉球有没有取出来，封眼膜有没有漏洞等等。

神经外科手术时间动辄五六小时，为了防止患者的耳郭压伤、骶尾压红，像叶老师一样的巡回护士们对患者的护理和关心不亚于患者的亲属，她们一如既往地用心认真工作。

有一次我去外院会诊，为一名桥小脑角肿瘤患者做手术，该院的托盘和肩膀都摆放不合适，整台手术我都在跟患者的肩膀较劲，而在天坛医院工作时，肩膀和托盘叶老师会摆放得非常好，我也很少会去特别注意到这些工作。从那次会诊受挫后，我特别注意患者肩膀的摆放。不管是和住院医生还是进修医生，我都会说："优秀的神经外科团队与普通团队相差的，就是一双手（神外医生的手）、一个托盘（手术室配合）、一个肩膀的距离（患者的体位），但是这个距离想要超越起来是很难的。"护理工作的经验日积月累，能够完全体会到术者对体位、头位的要求，能够预见性地进行工作。难能可贵的是，绝大多数外院来进修学习的护士也都能够理解和体会到这些并为之努力着。

巡回护士在手术室里更像是"主人"，我们则像是"客人"，专科医生、麻醉师、患者都是来"做客"的。巡回护士将手术间里的显微镜、头架、手术坐凳等等都布置得井井有条。另外，她们对手术整个过程的"把控"也极具技巧。除了专业技术之外，巡回护士所营造的"氛围"在手术中更加重要。在和谐舒缓的音乐声中吃大餐与在嘈杂纷乱的环境中吃大餐，体验迥异。叶老师对手术室整体的掌控可谓是无可匹敌。手术中遇到困难常有，术中大出血的时候叶老师总在我们身旁。困难的手术虽然都是医生完成的，但是知道叶老师在我们身后，再加上几句安慰的话，我们就仿佛是胆子大了、心态稳了、无所畏惧了。我对叶老师讲："您就是一池清澈的水，您在的时候再起波澜也不惊，我们在波澜起伏中专心地、投入地、静静地、放松地、心无旁骛地完成手术，因为手术室里除了手术以外的一切，您都帮我们打理的井井有条。关上手术室的大门，我们只属于手术，而手术之外的您都已经准备好了。"

　　手术做得好，患者和家属只知道有个某某医生的医术精湛，却不知道手术室里还有"叶老师们"。大多数人会说"我要感谢某某医生为我做手术"，却很少会说"我要感谢某某巡回护士"。护理团队是默默奉献、不求回报的无名英雄，应该为他们大大点赞。

　　这就是叶老师，一名普通的手术室巡回护士、神外大咖背后的无名英雄、优秀的"提灯女神"，也是我们身边的优秀共产党员。

脑外科备忘录

神经外科手术团队都有哪些人？

神经外科手术是一项"大工程"，完成这个工程不仅仅需要医生，而是要麻醉团队、护士团队、医生团队这三大团队共同完成。麻醉团队负责维持手术过程中的患者生命体征平稳，护士团队包括一位器械护士（负责配合手术医师传递器械）、一位巡回护士（负责把握手术室设备放置、患者体位、手术过程中的无菌原则等），医生团队包括主刀医生及若干名助手。另外，有时根据手术需要还会有电生理监测医生、影像科医生（超声、MRI 等）、输血科医生等协助实施大型手术。

第 3 章　奇迹病房

医生的反应肯定跟疾病治疗相关，不会关心他们的个人生活，但是疾病治疗又怎能逃脱这些藩篱。

"别想了，你就是个普通的医生，管不了那么多的事情！"我的左侧大脑对我的右侧大脑说道。

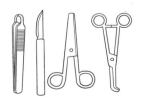

从头做起，旗开得胜

早上查房时，发现 5 床的小姑娘正抱着腿哭，娜姐（护士长）不停地安慰着她，原来是因为脑瘤术前患者都要"剃头"，小姑娘不愿意把青丝剪掉。科主任稍微停顿了一下说道："剃了吧，放心，病好了还会长出头发的。"从前，我们也为患者采取过"小剃头"的备皮方式（即局部备皮），但是考虑到效果不好，还是选择了"剃光头"。下午再查房时，小姑娘举着镜子在欣赏自己的新造型，显然已经走出了"剃头"的阴影。

关于剪头发这一行为，我华夏神州词汇颇多，"剃头、理发、美发"，甚至"做头发"，而西方语言中只有"Haircut"一词。汉语里从剃头到做头发，貌似档次越来越高，当然其价格也越来越贵。

神经外科是给"脑袋"做手术的一个学科，因为头发的存在会对手术造成干扰，所以为了顺利进行手术，首先要把有头发覆盖的头皮显露出来，因此就有了备皮，也就是"剃头"这一条医嘱。前些年，一阵风似的提倡"小剃头"，但最终并未得到业内广泛的认可。目前在天坛医院做脑手术，绝大多数患者还是要"剃光头"的。有一名来自黑龙江大庆的年轻女性患者，我为她选择了"小剃头"，但是术后伤口恢复的不理想，不得已还是把患者的头发全剃掉了，我当时内心非常懊悔，如果当初选择"剃光头"而非"小剃头"，患者也许就不会感染了，后来对所有的患者我都再也不会选择"小剃头"了。

在天坛医院神经外科，连剃头师傅都有可能到拿吉尼斯世界纪录，每天剃大几十个光头，一年估计要剃上万个光头，世界上哪里还能找到超越这样数据的理发师呢？当然这个数量也仅可以维持师傅的微薄工资收入，可谓价廉物美。专门为手术剃头配置理发师的医院并不多见，因为"剃光头"的数量有限，很难维持理发师的日常开支。于是乎，在有些医院里，当需要给手术患者剃头时，要么是医生、护士剃，要么临时从院外找理发师，三更半夜喊来的理发师当然也会收个相对的高价，美其名曰"幸运头"。

　　大约十年前，为了方便给患者备皮，我也在网上买来了两

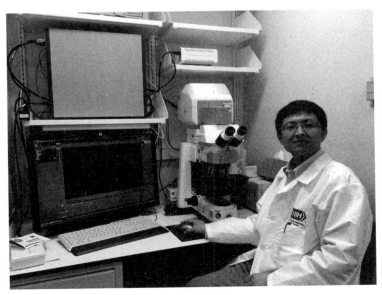

在实验室中的郝淑煜

套剃头的电推子，后来遗失了一个，现在还有一个，偶尔伤口周围"需要加工"的时候，我就拿出电推子给患者局部剃一下。

除了给患者剃光头外，其实理发体现的更是一种社会文化。记得在小时候，冬天暖烘烘的理发店内，有白色底座黑皮海绵做的理发椅，理发时顾客被围上专用的"围裙"，屋内温暖如春，而外面是冰天雪地，屋檐上错落分布着一个个冰锥子，很是担心冰锥子掉下来会砸伤了刚刚理完发的顾客。每月理一次发的习惯几十年来我几乎没有变过，走过了几个城市，每到一个城市就寻找一个社区理发店，然后就作它的忠实顾客。后来到了美国，我也是在同学的介绍下，找到一位华人理发师，然后约好时间，周末早上到理发师家里去理发，不洗头理发 15 美元，洗头要多付 3 美元。在美国每次找他理发都是快乐的，因为能听到久违的乡音，一起聊聊异国他乡的酸甜苦辣。后来我介绍的朋友再去那个华裔理发师家去理发，他们说每次都会谈到我，说我是个好人。回国后我不小心把那个理发师的联系方式删除了，到现在还懊悔不已。

现在的理发店，总会将理发叫作"造型"，并且还会体现在店名里，如"某某造型"。我家楼下就有一家，偶尔我也蹭着老婆大人的卡去做个"造型"，但是对于这类地方我还是不喜欢。年轻人腰上挎着个类似手枪袋的东西，里面放着各种剪刀和梳子，一上来就"哥呀""姐呀"的一通套词，再推销各种储值卡和头发护理项目，搞得人好不舒服。好在我这长度不超过 4 厘米还漆黑如墨的头发方便打理，搞得造型师实在没有什么可施展拳脚的空间。我在大学时也曾经留过刘德华式的飘逸发型，后来逐渐领悟出短发省时省力的优越性，就再也不留长头发了。

理发是每个人在生活中都需要的一项社会服务。在天坛医院，"剃头"是手术的前奏，而非一种服务享受，"剃头"变成了医疗工作的一部分，意味着明天就要手术了。患者对于"剃头"肯定会有点恐惧的，但这也是为了把"脑袋"里的疾病给斩草除根才不得已而为之。

 脑外科备忘录

脑瘤手术前患者为什么要"剃头"？

很多脑瘤患者在手术前被要求"剃头"，并且对此都有些恐惧，尤其是爱美的女性患者。对于脑瘤手术来讲，"剃头"是非常有必要的。手术切口位于头部，在手术最开始时，医师会用沾有碘酊的棉条在患者头部沿着手术切口消毒，再进行酒精脱碘。如果有头发的存在，那么消毒的效果肯定会大打折扣，术后感染的风险也会大大增加。

嘤嘤数语，忐忑纠结

天气渐渐闷热起来，这样的天气早该来了，今年的天气其实有点慢热。

我家的臭小子问我："爸爸，你为什么是语文课代表，不是数学课代表？"

"因为我语文好呗。"我躺在床上漫不经心地回答。

"我以后也要当语文课代表，我现在已经是英语课代表了。"

今天，孩子在语文作业中把妈妈说"好的"，写成了妈妈说"女的"，这水平离语文课代表还有些距离，阶段考试语文成绩也不理想，把考试卷子藏起来不敢给我们看。还好，周五的测验中考了 50 分（满分就是 50 分）。在大街上一蹦一跳走着，边走边喊："我语文考了 50 分，我语文考了 50 分……"我赶忙说："臭小子你可别喊了，你老爹我都不好意思了。"

微博留言

"郝大夫，术前化验结果我能发给你看吗？"

"郝大夫，手术要剃光头吗？"

……

面对这样一连串微博留言，我不禁苦笑一声。其实我不太敢回应，担心万一留言患者病情出现了不可控的变化，这些回应或许会被当作什么所谓的"证据"。常年的临床"警惕性"和对新媒体的担忧让我不自主地谨慎起来，可最终我还是选择相信我的患者，做了一一回答，手上急促地敲击着键盘。

女儿离婚了

病房里，有一名消瘦且戴着眼镜的女患者，看上去有点忧郁。她知道自己得了脑瘤，但是对于病变的性质一无所知，面对前途未卜的命运，谁能不忧郁呢。

"郝大夫，我之前给您微博留言了。"女患者说道。

"哦……哦……"，我抬起头来注视着这个女患者，心想原来就是她呀。

在病例讨论会上，我说道："这名女患者癫痫起病，颞叶深部的条状病变，影像学检查显示病灶没有强化，到底是什么病变还不好说，性质待定。"

"探查吧，肯定是肿瘤，但是恶性程度不会太高。"科主任说道。

于是，开始了与患者的术前谈话。坐在我面前的是一对老夫妇，那名女患者的父母。

"老先生，您这字写得真好，您之前是做什么工作的？"

"郝医生，我原来是中学老师。"老先生说道。

"最好家里来个年轻些的男同志帮忙，推个病人什么的更方便，您女儿的爱人呢？"我鲁莽地问道，我知道这样问不好，容易出现尴尬，但是有时也不得不问。

"我们就这么一个闺女，她离婚了，离了两次婚。"老太太说道。

"第一任丈夫是她的大学同学，学校里谈的对象，结果男的后来有外遇了，当时孩子都 9 岁了。第二任丈夫是她的同事，结果也过不到一块，也是那个男人的外遇问题，我这孩子好可怜的。"老太太好像打开了话匣子，跟我念叨起来。

医生的反应肯定跟疾病治疗相关，不会过度关心患者的个人生活，但是疾病治疗又怎能摆脱这些藩篱呢。如果术中或术后出现了意外情况，老夫妇能否经受住打击，能否很好地配合医生积极治疗患者。如果肿瘤是恶性的，老夫妇咋办？还有这个命苦的女患者和她可怜的孩子。

"别想了，你就是个医生，好好治病救人，管不了那么多的事情！"我的左侧大脑对我的右侧大脑说道。

惊喜

在科主任的手术中，仿佛演绎着金庸小说里的各种招式。温文尔雅的专家操作显微剪刀时就像是大侠的化身，肿瘤就像邪派的武林高手，藏在阴暗的角落里，时刻准备偷袭，但是再厉害的坏人也还是坏人，终究还是会被战胜的。

术后几天，女患者蔫蔫地躺在病床上，查房时总是对医生们"爱答不理"的。我知道，手术是成功的，她卧床不起是在等待病理结果的"宣判"。外科医生像公安，竭尽全力捕捉罪犯，病理科医生像法官，等待着外科医生把证据摆出来，翻开法典一点一点去定罪量刑。

"总是凶巴巴的，你还没告诉我那病变是什么呢。谢谢你们帮我做手术，等我好了，去九华山为你们祈福。"看到患者

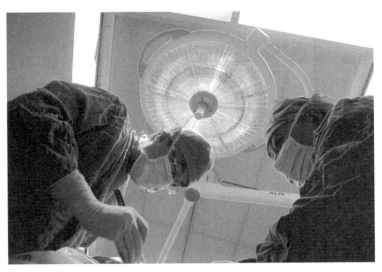

医生就是拯救生命的"侠客"

新的留言，我更迫切想知道她脑海里的"怪物"是什么性质，良性还是恶性。

术后第 7 天，病理结果出来了，是良性病变（Ⅰ级）。

"祝贺你，病变是良性的。"我站在病房门和她说。她没说话，却流了泪。

傍晚开车回家，我心情大好，把工作中、晋升中、家里头一切烦心的、令人焦虑的事情，统统抛向了脑后。挽救了一名患者就是挽救了一个家庭。科主任常说："医生个人的能力是有限的，但是我们要尽力的，能救一个是一个。"言语朴素，但情真意切。

"等我去九华山时为你们祈福哈。"她又给我留了言。

秋天的九华山，满山红叶，围着丝巾带着渔夫帽的女子拉着孩子，带着老人，一步一步向山上走去，山巅云雾缭绕，他们是去九华山为天坛医院的医生们祈福的。

 脑外科备忘录

脑瘤与癫痫有什么关系？

脑瘤会对脑部的皮层结构造成压迫、侵蚀和破坏，会导致脑部皮层的神经元细胞遭到破坏，引起神经的异常电活动，有可能导致癫痫的发生。脑瘤引起的癫痫属于继发性癫痫的一种类型，脑瘤患者接受手术后，一部分癫痫症状可得到有效缓解。

小小动脉，溃坝决堤

"嗨，今天是你的班呀？"我问道。

"郝医生呀，我戴着口罩都被你认出来了。"

穿过从科研楼到病房的长长走廊，经过两次体温测量，在手术室门口，看见了戴着口罩裹得严严实实即将走进手术室的护士，我跟她打个招呼。打完招呼后，我绞尽脑汁想着她叫什么名字，一直走到电梯口，都没有想起来。搬到新院区以后，手术室新招了一批护士，她们在手术台上都是被口罩掩面的"蒙面女侠"。

　　这就是美好的一周的开始。跟随大咖们在个各个病房"转了一圈"（查房）。

　　"9 床出院。"主任说道。我早就做好了 9 床出院的准备。"线已经拆完了，你帮她伤口换个药，我先去出门诊。"我嘱咐过值班的住院医师（张医生）之后，准备转身离开。周一的病房显得很平静，我戴上护目镜，戴上帽子，从病房向门诊走去。要先坐电梯下到 2 层，然后穿过长长的走廊才能到门诊楼。乘坐电梯的人不多，很快就到了 2 层。

　　这时大洋彼岸的孩子打来了电话："爸爸，你有没有好好照看我的玩具呀？"。

　　"当然，我……"我还没说完，就有另一个电话打了进来。

　　"郝……郝……老师，刚才我给 9 床换药，有个线头，我一拔，伤口就有点鼓起来了！怎么办？"张医生语无伦次地说道。

　　情况危急，一下子让我的精神高度集中起来，我还不清楚具体是什么情况，好在刚下了电梯，于是赶忙往回赶去。

　　"我马上回来，你先压住伤口！"我大声喊道。

　　转身跑上电梯，打开电控门，来到 9 床床旁时，伤口已经鼓了起来，我心里大呼不好，是颞浅动脉破了，不及时处理会形成硬膜外血肿的！我扶着张医生的手指压在了患者的耳屏前面。

　　"压着，不许动！"我提高音调说道。这时的病人开始哭，边哭边喊痛。

"给我两副无菌手套！"我大声对值班护士说道。取出换药敷料，倒好消毒水，垫脚去拿放在高层柜子里的缝合包、弹力绷带，重新返回病人床旁后，快速进行消毒，让张医生慢慢松开按压着的伤口，鲜血和凝血块从伤口处涌了出来，血还在流，伴随着女患者的哭声，这时的伤口已经有几处即将出现崩开的情况，我有点慌张，用手压住了伤口。

"快去通知主任！"我对张医生说道。不一会儿，主任和其他在岗的同事都赶来了。

"别着急，这就是颞浅动脉出血了。先压住，从下往上缝"，主任说道。

我知道应该这样处理，有了大家的一致的意见，处理就变得更加顺畅。团队的力量就是这样，遇见困难时有一群人站在你身后，就有了信心和力量。缝合的整个过程，女患者一直在哭着喊痛，这对于紧急情况下的处置无疑是雪上加霜，但是这样血淋淋的现场谁能不害怕呢？连医生都有些手足无措，何况是患者。此时的病房瞬间变成了战场，充斥着哭声的战场。

将伤口周围的血渍擦掉，用弹力绷带将伤口加压包扎，我用大臂把耷拉下来的眼镜向上推了推，才感觉到后背湿漉漉的，一股股的热气从领口往上冒。好在最终患者转危为安。

颞浅动脉对于神经外科医生来讲是非常重要的，通常可以用它来做颅内外搭桥的供血动脉。十几年前，我总结过如何避免颞浅动脉破裂的 3 个步骤，我的老师说道："保护颞浅动脉是每一个神经外科医生都应该掌握的。"我想潜台词是"你的方法雕虫小技，不值一提"。直到几年前，我在病例讨论会上分析了一个去骨瓣减压术后拆线后巨大硬膜外血肿的病例，才又一次重温了颞浅动脉的处理小技巧，即使这样注意，有时还是会被这只"老虎"咬一口。

　　门诊我迟到了一会儿，好在疫情期间病人并不算多。门诊结束后，我的一名研究生跟我说："老师，我想去武汉，特别想去，那里才是真正的战场。"我很理解他的心情，当年汶川地震时，我也曾经深夜给辅导员写了"请战书"。

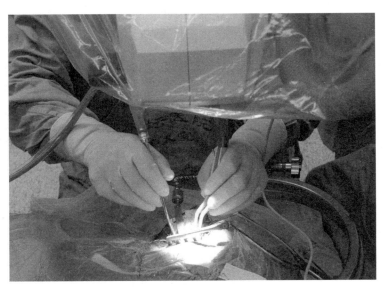

战士怀宝剑，医生有神刀

有些战场充斥着枪炮声的硝烟弥漫，而有些战场却不见硝烟。对医生而言，哪里不是战场？哪天不是在战斗？有疾病的地方都是医生的战场。

 脑外科备忘录

大脑动脉系统包括哪些？

脑血管中，动脉系统常分为前循环系统和后循环系统。前循环系统由颈内动脉发出，又分为大脑中动脉及大脑中动脉的深穿支，再往前还有大脑前动脉，大脑前动脉和大脑中动脉之间由前交通动脉相连。后循环系统中，在颈部由两根椎动脉合成一根基底动脉，基底动脉上行后分出两根大脑后动脉，在大脑后动脉与大脑中动脉之间由后交通动脉相连接，这就形成了一个完整血管环，即 Willis 环。

欣欣繁荣，履险之地

读完了《奇迹病房》，路易最后到底醒没醒过来已经变得不再重要，塞尔玛重新找回了自己的生活才最重要。

书中的塞尔玛是一位事业心极强的单亲妈妈，在一个周日带着儿子路易过马路，这时接到了来自公司的电话，也就在接电话的一瞬间，路易撒开了她的手，飞驰而来的汽车撞倒了路易，路易因此陷入了重度昏迷。塞尔玛被突来的变故击倒，陷入了深深的自责中，她打开了孩子的抽屉，被一个奇迹日记本吸引，翻开日记本后发现了儿子的"秘密"，于是她决定按照儿子笔记本里的梦想去一件一件实现，最后重新找到了属于自己的正常生活，路易也在受伤后的第 15 天恢复了知觉。

当我们每天在忙忙碌碌中工作时，都希望可以静下心来好好陪家人吃个饭，但是当中年人陷入工作的旋涡之后，很难自拔，感叹时光飞逝，却又无法停下来重新审视自己的生活。尤其是对于一名神经外科医生而言，想要彻彻底底地认真生活，可能要到"封刀"以后了。只要工作一天，就要面临无时无刻地挑战，以及 24 小时 "On Call"（值班），很是"害怕"午夜电话铃声响起。

如何避免医患突发事件的发生，以及如何慰藉医生常年高强度工作而受创的脆弱心灵呢？同道们想出了许许多多的"潜规则"。例如，尽量不去换班（避免换班换来"忙碌"），不要吹嘘自己值班运气好（往往会带来惊喜）等。尽管这些"寓意"都是子虚乌有，但大家依然乐此不疲。

医生的日常生活中，出现紧急情况在所难免。例如，我偶尔会去的新宇宙商场（北京的一家商场）购物。它地处核心区域，距离天坛医院老院区不远。商场里的餐厅品类丰富，天南海北的菜品几乎都有，自从换到了新院区，就很少踏足这里了，但偶尔也去饕餮了几次，结果吃饭期间接到过 2 次"惊魂电话"，都是危重症患者的抢救，以至于后来我看到这家商场，会不由自主地苦笑、摇头。

港式餐厅

某年腊月，过年的氛围已然十分浓厚了，手术数量也稍有减少，周五没有排手术，几位大咖相继安排好其他工作，科室里一派"祥和"。于是我中午打算外出打一下牙祭。

"中午方便吗？去外面吃个饭呗。"我约上孩他妈。

"好呀，好呀！"她的情绪马上高涨。好不容易能中午到外面呼吸一下没有消毒水味道的空气了。

赶到商场，也到了该吃午餐的时间了，我两一致决定选择了一家港式餐厅，菜品精致，价格适中，符合我们的口味。走进餐厅，点了几样餐品和小茶点。菜品比较符合都市年轻人的口味，油脂不多，分量不大，两个人点了4个菜，肯定能实现光盘计划。

菜品陆续上齐，正准备开吃，先以水代酒"干一杯"。

电话突然震动起来，显示"主任来电"。

"你在哪呢？"主任严肃的声音传来。

每一个年轻医生在主任面前总是有些战战兢兢的，我心想可不敢让他知道我在外面吃饭。

"主任，我在医院附近。"我说道。

"你马上回病房，18床拔管出血了，必须马上去处理！"主任命令道。

"好的，主任。"我连忙边起身边回答道。

"打不到车就要跑步回病房，这也太远了点。"我又喃喃道。

"什么事？"老婆问道。

"病房出事了，我得马上回去！"我说道，然后迅速跑下楼，急忙拦下一辆出租车赶回医院。

另一家餐厅

牙医（口腔科医生）几乎是每个孩子的"天敌"，我家孩子看见牙医就"哆嗦"。好不容易带孩子又完成了一次口腔医院之旅。

"有奖励，买个玩具。"老婆对儿子讲。不兑现承诺的话，下次可能就不好再"骗"他去看牙医了。

"你们在哪呢？"我电话跟娘俩联系准备归队。第 2 天傍晚才下夜班，对于天坛医院的医生来说是很正常的事情，而且毫无怨言，这就是天坛神外的风格——傻傻地奉献。

"我们在新宇宙商场，你过来吧。"老婆告诉我。

"好的，马上到，晚上就在那吃饭吧。"夜班的惊魂一夜紧接着又是一白天的忙碌之后，我想暂时远远地离开医院，周末放松一下。

等我到了商场，儿子已经玩上了新购置的超级飞侠，买上玩具就是不一样，将医牙之痛完全抛到了九霄云外。

晚饭时间到了，"不如还到上次的港式餐厅吧。"我提议。

殊不知，转了一圈商场，上次去过的那家餐厅已经倒闭了。

"那就旁边这家吧。"我说道。两家餐厅风格类似，关键是还有空位。

石锅豆腐、雪花小排、酸菜鱼，柔和的灯光，精美的菜品，开心地围着桌子乱转的孩子，一家人的甜蜜，周末的晚餐释放了一周的疲惫。

晚餐进入了饱食阶段，我拿起了手机，工作群的一串信息让我刚放松的神经一下子又紧张了起来。

"ICU 患者双侧瞳孔不等大，准备 CT 检查。"值班医生写道。

"我得赶紧回医院一趟！"我对老婆说道。

"为什么每次在这家商场吃饭，病房就会出状况呢？"老婆不解地问道。

"哎，我也想知道啊。"我说道。

 脑外科备忘录

神经外科医生为什么老是看患者的眼睛？

　　神经外科医生看患者的眼睛可不是因为眼睛是心灵的窗户，而是通过患者的眼睛，医生可以得到一些与疾病诊疗相关的信息。比如说，患者瞳孔不等大并且意识障碍可能是颅压过高导致脑疝发生；再比如说，患者上睑下垂、眼球向外斜视则提示出现了动眼神经麻痹症状，有时通过看眼睛甚至能达到初步肿瘤定位的作用。

少年"老"成，基因变异

在天坛医院神经外科，"值班"是 55 岁之前的医生必须做的，午夜 12 点，我的上下眼皮开始蜻蜓点水式地亲吻。

"同学们，我撑不住了，先去睡一会，你们再学习一会，晚安。"我和两名研究生说道，然后爬上了值班室的高低床，闭上眼就开始和周公畅谈。早上 5 点，听到值班室的敲门声，我一下子就醒了。

"16 床有点血尿，您来处理一下吧。"护士说道。

"好的，马上来了。"我回答道。

两名研究生并没有听到那轻微的敲门声，此时还在睡梦中。我看到他们熟睡的姿态，有点羡慕。

早睡早起，肯定不是年轻医生能做到的，我年轻的时候从来没有 12 点之前睡过觉，现在这个年纪却很难撑过午夜了。走到水池边洗脸，从镜子里看到下巴上冒出的胡茬，其中一半都已经飘了白，黝黑的短发丛中也已经冒出了几跟坚挺的白丝。

看着镜子里的自己，一瞬间我仿佛变年轻了，返老还童，又回到了青葱岁月。

5 号病房的最里头靠窗户的位置上，住了一位颅底巨大脑瘤的患者，已经安排好了周四手术。乙状窦前入路是对付这种复杂的颅底脑瘤最有效的方法。将患者大脑侧方几乎一半的骨头打开，掀起颞叶，直接面对肿瘤。"敞亮"二字用来形容乙状窦前入路再合适不过，但是由于开颅的复杂性，需要两名开颅医生很好地配合才能完成。由于静脉窦破裂的风险，开颅的过程往往耗时很长，因此神经外科医生对它是既爱又怕。爱的是这个入路的视野很好，怕的是操作的复杂程度。乙状窦前入路是考察一名神经外科医生是不是"顶尖高手"的试金石。

　　复杂的手术按计划有条不紊地进行，我们两个住院医承担了这台手术的开颅任务，绝对不能辜负主任对我们的信任和患者的希望。

　　提前进行了入路复习、切口设计、安置头架、切皮、暴露侧颅底。想把颅骨打开，必须先用动力钻在颅骨上打几个洞。

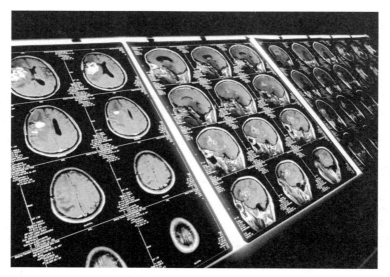

医生的"作战地图"：脑部 X 线影像

7000 转 / 分的动力钻调试完毕，意想不到的情况发生了，在动力钻启动的一刹那，患者的头部似乎动了一下。

"停一下！"巡回张老师敏锐地发现了问题。"头架可能松了！"她边说边迅速掀起了手术单。果然，头架的刻度缩小了一格。

"奇怪了，头架为什么会松呢？"张老师说道，她谨慎地在手术单子下又紧了紧，"可以了，你们继续吧。"

今天的患者有些不寻常，病历上年龄写着 24 岁，面容却酷似 60 岁的农村妇女，而且非常的瘦，脚底板上都是老茧。

"患者的头比较小，颞肌也不丰满，难怪头架都会松动。"外院来进修的李医生说道。

"这姑娘也真可怜，年纪轻轻长这么一个大脑瘤不说，因为这个肿瘤搞的双眼都白内障了。"李医生继续说道。

手术时间一分一秒地过去，暴露肿瘤后，一点一点切除肿瘤，尽管病灶巨大，但是这样一个脑瘤在天坛医院还是比较常见的。

"好了，冲水，肿瘤切完了。"主任宣布肿瘤切除结束。

手术在晚上 11 点结束，当我推开病房第一个屋子的门时，一个魁梧的男性站了起来。

"大夫，手术结束了吗？"他问道。

"刚刚结束。"我边打开更衣室的柜门边说道。

"太谢谢你们了，今天辛苦了！"患者的父亲又说道。

"没事，习惯了。"我扭过头来客套地回答。"您家姑娘做什么工作的，脚底板咋那么多老茧？"我又问。

"我也不知道，这孩子在 20 岁之前都很正常，那时提亲的可多了，过了 20 岁，一天比一天显老，现在还没有对象，脸上的皱纹越来越多，什么化妆品都用了，就是越来越老，别人说姑娘比我还显老！"患者的父亲说道。

"奇怪，太奇怪了，不会是遇见什么老化症的病例了吧"，我心里直犯嘀咕。

作为一个年轻医生，一直梦想着有一天有一个重大的发现，能够改变医学的历史，但是每天都在忙于日常工作，写病历、切皮、开颅，也许平凡的生活才最真实吧。我这样安慰自己。

虽然拖着疲倦的身躯，我还是推开了图书馆的大门，在三甲医院工作的福利就是有 24 小时开放的图书馆，在夜深人静时经常能遇见各个室的院总（总住院医师），我抬头看见了白净娇小的呼吸科女院总也坐在图书馆的电脑前。

我打开电脑，在 PubMed 网站（外文文献检索网站）中检索几个关键词，一下子出现了 55 篇文献，Werner 综合征（成人老化症）。天啊，简直和今天手术病人的症状如出一辙，20 岁前正常，20 岁以后迅速变老，还可伴发肿瘤，面部特征"高鼻梁、小鸟面容"。

"完全符合！"我说着从图书馆的凳子上跳了起来。

在偶然中发现了全国第 1 例伴发脑瘤的成人老化症，更巧的是那年刚好有一部叫作《返老还童》的电影上映。

十几年后的今天，早上交班的时候，我看到对面或坐或站的三名住院医师——强子、小鑫和喜地，浑身散发着青春的气息，再看看自己日渐隆起的肚腩，不免感慨曾经年轻的神经外科医生也已步入中年。我闭上眼，又回忆起自己做住院医师的往事，也许正是那时的激情与阳光，点燃了我的青春岁月。

 脑外科备忘录

什么是颅底外科？

颅底外科是在综合脑神经、眼、耳、鼻、咽喉、面颊、口腔等各科专业知识的基础上，研究颅底的显微解剖结构、颅底病变与复杂颅底血管神经的关系，以及手术入路设计、手术适应证、术中颅底结构重建等方面的专门学科。

柳暗花明，奇迹再现

病房里"奇迹"这种事，虽然极少，但还是有的。例如，术前诊断是恶性脑瘤，术后发现是良性的。大家伙肯定知道我要讲什么样的故事了，我思忖半天，觉得这样的故事还是少讲的好，患者都想有"奇迹"发生，而当"奇迹"没有如愿而来，那不就更失望了吗。

老张，47 岁，山东人。如果说，什么生活叫作幸福，之前老张的生活就堪称实例。自己和爱人工作压力都不算大，家庭经济小康，孩子考上了知名的医学院。老张平日里有三大爱好：一是抽烟，上班抽，下班还抽，每天一定要抽完两包；二是喝酒，有时喝啤酒，一个人能喝一箱，他的爱人告诉我："逢年过节走亲戚，别人都送点心和牛奶之类的东西，我们家收的都是一箱一箱的啤酒！"我也是第一次听说送啤酒的；三是老张爱好钓鱼，而且是夜钓，晚上出去钓鱼，我也确实看到不少晚上在河边上钓鱼的人，老张和他们有着共同的爱好。

老张的单位组织年度体检，颅脑 MRI 和心脏 CTA 检查二选一。老张心想，我有这抽烟喝酒的习惯心脏肯定不好，就不查了，省得查出毛病来老婆不让抽烟也不让喝酒了，那就查 MRI 吧。老张这种想法真是不按常理出牌。

老张很放松地躺进 MRI 检查的"大罐子"里面，线圈转动的嗡嗡声响起，老张有一点害怕了。检查结束后医生告诉老张："你的脑袋里有肿瘤了，需要打个强化针（注射造影剂）做增强 MRI 检查，签个字吧"。

老张打了个寒战，有点蒙圈，不停念叨着："长瘤了……"感觉手有点不听使唤的老张勉强签了个字，重新躺回了检查床上，随着造影剂进入血管，老张感觉到胳膊有点痛。

"明天让你爱人来取报告吧"，医生告诉已经"六神无主"的老张。在回家的路上，老张似乎感到脑袋涨涨的，失魂落魄地走回了家，也忘记了给自己点上一支烟。

"孩他妈，医生说我脑袋里长瘤了。"老张讲。

老张爱人哭着说："那咋办？你这病了，我可咋办？孩子咋办？"

"明天取了结果再说吧，说不定医生吓唬我呢？"老张劝慰道。

一夜无眠，两人背靠背，谁也没有说话。

"别着急，我慢慢和你讲。"医生让老张的爱人坐下，继续说："患者这情况不容乐观，我看是胶质瘤，而且像恶性的胶质母细胞瘤。"

"医生，胶质母细胞瘤是什么？"老张的爱人问。

"就是脑癌的一种。"医生说道。

老张的爱人听罢脸色大变，哇地一声哭了出来。

"你们去北京看病吧，这病咱这里瞧不了。"医生继续说。

于是，夫妻二人来到了我的门诊，老张看上去很放松，他爱人很是紧张。

我询问了病史以后，取出了当地的检查报告和片子，发现右侧颞叶病变，形态不规则，水肿明显，强化明显，我也认为这是一个恶性胶质瘤。

"先手术吧，如果病理结果显示是恶性的，术后还需要做放疗和化疗。"我说道。

老张的爱人让老张去诊室外面等，然后问道："大夫，您说他还剩多长时间？"

"如果是胶质母细胞瘤的话，平均生存期是 18 个月左右。"

我回答。

"我们孩子在读医学院，您说要告诉他吗？"

"咱们医院不陪护，他来了帮助不大，要不等好了再告诉孩子吧。"我说出了自己的想法。

"需要再完善一些检查进一步观察肿瘤情况，准备下周手术。"我说道。

本院的术前检查结果依然支持胶质母细胞瘤的诊断，之后也顺利完成了手术。

手术室无影灯亮起，三方核对（手术医师、麻醉师、手术室护士，三方共同核查患者信息，并填写《手术安全核查表》）完成，准备开始手术。颅骨打开后，颅压非常高，于是给患者快速输注了250毫升的甘露醇（一种减轻脑水肿，降低颅压的药物），随着液体快速进入了体内，大脑压力稍稍下降，缓缓剪开硬膜，放射状完全减压，血供非常丰富的肿瘤显露了出来。

使用超声辅助定位肿瘤后，在显微镜下调整聚焦点对准脑瘤，开始切除肿瘤的操作。病变与硬脑膜有些粘连，表皮型的胶质母细胞瘤也有这样的特征，所以这时我依然不能断定这不是一个胶质瘤。肿瘤在显微镜下被放大了10倍，一点一点被切除。怎么感觉有些地方肿瘤和脑组织有一点边界呢？我心中有些疑问，送冰冻吧（术中冰冻切片快速病理检查），我请岳老师帮助我联系了病理科。对于诊断有疑问的病例，术中可以进行冰冻切片快速病理检查，将组织样本在冰冻切片机中以液氮快速冷冻后切成4微米的厚度，用于进行做出初

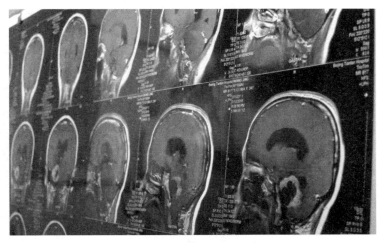

诊断，是脑外科医生的必修第一课

步的病理判断，一般可在 30 分钟内出结果。

　　电话铃声响起，病理医生电话告诉我："像是脑膜瘤，看最终病理结果吧。"

　　"好，谢谢！"我有些意外和惊喜，这种意外和惊喜对于患者而言，更像是"奇迹"。

　　胶质瘤是一种发生于大脑内部细胞的肿瘤，呈浸润性生长，就像一把沙子撒到了面缸里，波及范围比较广，肿瘤还可以沿着大脑的纤维生长，导致复发。

　　脑膜瘤是一种起源于硬脑膜的肿瘤，属于脑外肿瘤，大部分患者通过手术可以达到治愈，这与胶质瘤完全不同。

　　手术结束，我把老张的爱人叫到了谈话间，向她介绍手术的情况，最后说了句："也许不是胶质瘤，等最后的病理结果吧，7 个工作日后会告诉您病理结果的，然后安排好后续的治疗；放心吧，我们会尽最大的努力。"

没有最终的结果，我不能把"可能的结果"告诉她，我担心万一正式病理还是胶质瘤，覆水难收。医生的话对于患者及其家属是很重要的，我不能随便说。

术后的几天，我每天都打开病理系统去查阅结果。最终的病理出来了，是脑膜瘤！

"你的病理不是胶质瘤，放心吧。"我把好消息第一时间告诉给老张。

"耶！"老张伸手笔画起了"胜利"的手势。

医学是一门科学，在科学面前，这种"奇迹"的发生率非常低，患者都期待恶性肿瘤变成良性肿瘤的"奇迹"、复发肿瘤暂停生长的"奇迹"、脑疝呼吸停止的患者起死回生的"奇迹"，等等。也许未来会出现"奇迹"病房，治愈所有现阶段我们还无法很好应对的疾病。

 脑外科备忘录

神经病理的检查技术有哪些？

神经病理学结果是肿瘤性质的金标准，目前有冰冻检测、普通 HE 染色、免疫组织化学染色、荧光染色、电子显微镜检查、基因测序等方法，为脑肿瘤的精准治疗提供可靠依据。

雪饼女孩，危若朝露

临近端午节，一部分同事去支援采核酸，值班由每六天一次变成了每五天一次，我居然因此跳过了假期值班的宿命。特殊时期不能外出，不能外出也好，可以有效阻断新冠肺炎疫情。

打开旅游的 vlog，想象着到一个最美的地方去旅游，比如马尔代夫，海是湛蓝的，浮潜水下，鱼儿从身边游过，思绪随之跳跃到了很多年以后。

2045 年，那时我已经封刀，临床只出门诊，然后就是待在实验室工作。听说今天会来一位特殊的暑期实习生。门开了，一位大学生模样的人走了进来。高高的个子，戴着眼镜，穿的圆领 T 恤衫上写着一个"武"字。

"郝老师您好，我是今年的暑期实习生。"他向我打着招呼。

"欢迎你，孩子。"我说。

"我的妈妈曾经是您的一位病人。"他又说道。

我推了推老花镜，注视着这个孩子。

"不过她在我一岁的时候就过世了，她得的病是胶质母细胞瘤，所以我就报名来您的实验室，想在这里做一些脑瘤的研究。"

我站起身，多年的手术显微镜下工作使我的脊柱越来越不直，加上腰椎的毛病，显得老态十足，我踱步走到这个孩子跟前向他伸出手。

重回当下（2021年），大年初二我在值班，护士叫我接听急诊电话。

"喂，我是郝大夫。"

"郝哥，一个从外地来的女患者，24岁，胶质瘤，右侧瞳孔放大了。"急诊医生说道。

"我马上去看一下。"我回复他。

患者躺在急诊留观室的床上，生命体征还算平稳，用上甘露醇以后瞳孔已经不大了。这是一个瘦瘦的年轻女孩子，长长的头发，生病导致脸上看不出表情。

我走出急诊室的门，在门口呼喊病人家属，两位家属应声走来，患者的妈妈已经泣不成声，爸爸还算镇定。

"医生，救救我姑娘吧，她的孩子才6个月大，太可怜了！"患者的妈妈说道。

"这可是恶性的，切了还长，还得放疗，治疗效果不好。"我说道。

"老家医院的医生已经告诉我们了，什么结果我们都能接受，只想让姑娘再多陪陪孩子，太可怜了。"患者的妈妈继续说。

病人被送进了手术室，手术开始了。右侧额叶的巨大肿瘤，颜色红红的，质地硬硬的，一碰就出血，这些都在提示肿瘤偏向恶性。切完肿瘤后留下了好大的一个腔，放置了引流管，把硬脑膜缝起来，颅骨固定好，头皮再缝起来，外表上除了缝线的痕迹，其他都看不出异样，术后患者转入 ICU。

　　春节的假期结束后，这名患者已经逐渐恢复了起来，拿着手机向护工展示她宝贝孩子的照片。查房时，我发现恢复了活力的患者是个开朗漂亮的姑娘，言语中透露着幽默和天真，她撕开雪饼的小包装，发出脆脆的声响。

　　"好吃的，给你一个。"姑娘说道。

　　术后病理结果出来了，胶质母细胞瘤，没有 IDH 突变（IDH，即 isocitrate dehydrogenase，异柠檬酸脱氢酶，在胶质瘤的发生发展中扮演者举足轻重，该基因突变提示肿瘤预后好）和 TERT 突变（TERT，即 telomerase reverse transcriptase，

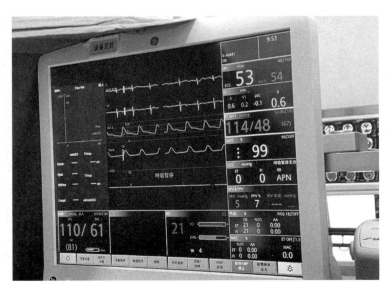

ICU 患者的"生命线"

端粒酶逆转录酶，在胶质母细胞瘤患者中该基因突变提示预后不良），MGMT 没有甲基化（MGMT，即 methylation of O^6-methylguanine-DNA methyltransferase，O^6– 甲基鸟嘌呤 –DNA– 甲基转移酶），属于对替莫唑胺化疗不敏感的那一种。

不久之后，这名患者出院了，我又开始收治下一名患者，日复一日地工作。患者来到医院，从治疗的"始发站"向下一站进发，病房就像一个站台，病人来了又走了，而站台基本不变。有的患者路过后再也不会回来，而有的患者还会路过，下车再次来站台停留。

10 个月后，这位姑娘头上罩着一个"网子"，"网子"里有一些白色的贴片，还斜挎着一个方形的盒子回到门诊复查。

"这是电场治疗吧?"我问到。

"对呀，酷不酷?"姑娘反问。

"把复查的片子给我看一下吧。"我说道。

MRI 结果显示，右侧手术区的周围出现了一个圆形的强化灶，并且向左侧发展了。

"能再做手术吗?"患者的妈妈问。

"做了也还会复发的。"我回答。

"再切一次吧，让她再陪陪孩子吧。"患者的妈妈含泪说道。

第二次手术在家属的坚持下进行了，还做了肿瘤细胞的培养和药物匹配研究，肿瘤科医生为患者更换了新的化疗方案。

术后第 14 个月，姑娘再次来到了门诊，整个人显得蔫蔫的，说头痛。MRI 显示肿瘤在脑室里面开始浸润，局部出现了积水。

"将囊腔里的积水引到腹腔里也许能缓解高颅压，这次属于姑息治疗了，也是最后一次手术机会了。"我说道。

患者的妈妈哭着说道："我知道，我知道，还是再努力一下吧。"

术后高颅压缓解了，姑娘又恢复了笑容。查房时，姑娘又在吃雪饼，大家都笑了。

"你咋就这么爱吃零食呢？"我问道。

"脆脆的，可好吃了。"不再头痛的姑娘恢复了一些精神。

在大家印象里，一个爱吃雪饼的姑娘曾经来过我们的这座"脑瘤站台"。

4 个月后，从随访的微信群里得知患者已经去世了。那个爱吃雪饼的胶质瘤患者从这世界上消失了，她的孩子谁带呢？看着她的孩子，多少能够缓解一些姥姥对她的想念吧。

医生的职业生涯中会经历许许多多的患者，医院就像病人乘坐的火车站，病房是站台，乘客短暂停留后就要去往下一站了。

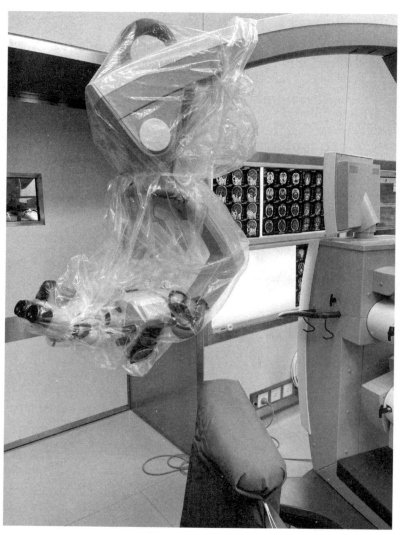

久经沙场的手术设备

脑外科备忘录

什么是伽马刀？

伽马刀（gamma knife）不是真正的手术刀，是立体定向放射外科（stereotactic radiosurgery）的主要治疗手段，是根据立体几何定向原理，将颅内的正常组织或病变组织选择性地确定为靶点，使用 ^{60}Co 产生的伽马射线进行一次性大剂量地聚焦照射，使之产生局灶性的坏死或功能改变，进而达到治疗疾病的目的。

骨肉相连，嗷嗷待哺

2022 年，北京的春天格外长，碧绿碧绿的叶子。在这样的春天里，我完成了这一年的第一次五公里夜跑。

我是一名神经外科医生，在北京的街道上龟速跑着，忽然闻到浓郁的丁香花香，想起了不久前收治的一名患者，于是决定给她起个好听代号——丁香。

丁香来自遥远的南方，陪她来看病的是她的父母。

"为什么找我来做手术呢？"我问到。

"郝医生，我读过你写的《刀尖上的舞蹈：当大脑遇见肿瘤》里'围产期的脑瘤'那一章，是特意来找你看病的。"丁香回答。

"哦，原来如此"。

"郝医生，您不知道那一章我看了多少遍，简直跟我一模一样，现在我的孩子还在温箱里呢。"丁香又说。

也许是南方姑娘很健谈，也许是她找寻了我许久，她仿佛有千言万语想要一股脑地说出来。我是书里小周（"围产期的脑瘤"的女主角）的主治医生，现在又成了丁香的主治医生。

丁香和她的爱人生活在南方的某个城市，两人在海边开了一家网红小店。闲暇时，经常沿着海边慢跑，日子过得也算悠闲。来旅行的游客络绎不绝，小店的生意不错。她27岁结婚，婚后养育了两个可爱的女儿，现在一个已经上小学，另一个正上幼儿园，家里犄角旮旯都是孩子们的玩具。

也许因为生活比较安逸，有一天丁香发现自己又一次怀孕了，靠在爱人的怀里，两个人商量着该如何准备迎接这个"不速之客"。

爱人紧紧抱住了丁香，两个人开始了畅想未来儿女双全、子孙满堂的生活。两人想了很远，孩子们的人生道路似乎光芒万丈。

当两人沉浸在小生命即将诞生的喜悦中时，殊不知病魔正在远方的阴暗角落里注视着这一家人，邪恶的病魔最看不得别人生活幸福，它不喜欢阳光，不喜欢笑脸，因为它嫉妒幸福。病魔舞着长袖，口中念念有词，厄运化作灰色的烟雾向丁香袭去，得逞后的病魔"嗖"地迅速飘远。

爱人搀扶着丁香离开了医院，尽管丁香看起来并无大碍，行走自如。午饭过后，下起了雨，这再平常不过了。在梦里，丁香走在石板铺成的老街，迎面出现了两个歹徒，要将她抓走，她拼命挣扎，竭力喊道："放开我，我肚子里还有孩子！"歹徒们不管不顾她的呼喊，誓要抓走丁香，丁香咬紧牙关，奋力挣扎着，呼叫着，然而似乎一切都无济于事。

这一切来得很突然，家人怎么也没想到，丁香会口吐白沫，双眼上翻，四肢抽搐，赶忙紧急呼叫来了 120 救护车。等丁香醒来的时候，浑身酸痛，发现自己正躺在救护车的担架床上。

"我怎么会在这里？"丁香问。

"丁香醒了！丁香醒了！"身旁的家人们喊着，"丁香，你终于醒了，可把我们吓坏了！"

救护车向急救中心疾驰而去，医生迅速接诊了丁香，当知道丁香怀孕之后，马上启动了孕产妇抢救预案。这些年来，对于孕产妇的抢救已经成了衡量医院医疗水平的"硬杠杠"。

多学科会诊后，建议进行头颅 MRI 检查，除外颅内出血等疾病，MRI 没有电离辐射，对于胎儿不会有影响。

MRI 结果出来的时候，医生坐不住了。"颞叶巨大占位，脑疝征象"这几个字赫然出现在影像报告上。

抢救室的门打开了，急诊医生走了出来。

"丁香家属，病人长了脑瘤，这么复杂的手术我们医院做不了的，建议你们去北京天坛医院。"

北上就医

丁香挺着微微隆起的肚子来到了北京。我能看上病吗？我能保住我的儿子吗？我能保住自己的命吗？我还有两个女儿要照顾啊。想到这些，这几天丁香总感觉有些头痛，也说不上哪里痛，同时还有点恶心，这不是已经过了孕吐期了吗，怎么又开始恶心了呢？丁香纳闷着，也担心着。

诊室里，丁香和她的爱人、我和前来会诊的妇产科医生围坐在一起。

"怎么办？保大人还是保孩子？保大人就得引产，孩子就没了，保孩子风险太大，如果再出现癫痫就会导致孩子在子宫内的呼吸窘迫。"产科医生说道。

"有没有双保的方法呢？"我问道。

"有倒是有，再等 6 周，到了妊娠 28 周剖腹产，但是实在太冒险了，一旦出现病情变化，大人和孩子就都可能保不住了。"产科医生回答。

"大夫，这个孩子我一定要的，啥风险我都承担。"丁香流着泪下定了决心。

我这个神经外科医生，不能替患者做决定，只能做的就是在患者决定下尽力帮助她。

"我们想回家生孩子，万一出现什么情况还在家，行吗？"丁香问道。

没有人能阻止病人的决定。生命的博弈，谁能赢。

精灵诞生

"6周后真的能顺利把孩子生下来吗？要不别要这个孩子了！"丁香的爱人说道。

"我一定要生下来，即使我一命换一命都要，万一哪一天因为脑瘤我不在了，孩子在，我就没什么遗憾了。"丁香的双眼浸润着晶莹剔透的泪花，她耸了耸鼻子，强忍着又说："我想我的运气不会那么差的，我最喜欢猫了，猫都有九条命，我也一样。"

一天一天过去，头痛的频率越来越高，原来只是晚上痛得厉害些，睡一觉能好点，现在起床就有点头痛，为了孩子，丁香不敢吃药。

孩子在丁香的肚子里成长，肿瘤也在丁香的脑袋里也在缓慢生长。距离6周的目标仅剩2天了，就在这个根节儿上，丁香在睡梦中再次出现了癫痫发作，救护车疾驰而来，这一次一天发生了三次癫痫，谁也不敢再等了，丁香被推进了手术室，准备急诊剖腹产。无影灯下，早产儿无精打采地从妈妈的肚子里被抱了出来，似乎没睡醒一样，护士小心翼翼地把婴儿放到了温箱里，温箱随即被推进了新生儿重症监护室。

"孩子好吗？"丁香问道。

"孩子挺好的，你看照片。"丈夫紧紧握住了丁香的手回答道，丁香的眼中流出了激动的泪水。抗癫痫药物通过输液器缓慢地滴进了丁香的静脉里。

　　10 天后，丁香强忍着肚子上刀口的疼痛，倚靠在新生儿病房门口，默默地跟孩子道了别。明天就又要再次北上就医了，去治疗她脑瘤。温箱里的小宝贝挠挠小手，似乎是期盼着妈妈的第一次拥抱。

 脑外科备忘录

什么是颅咽管瘤？

　　颅咽管瘤是位于鞍区或鞍旁区的生长缓慢的中枢神经系统良性肿瘤。颅咽管瘤起源于颅咽管的上皮细胞或 Rathke 囊的残留（造釉型），抑或是由原始口凹残留的鳞状上皮细胞化生而来（乳头型）。颅咽管瘤可从垂体 – 下丘脑轴的任何一点发生并沿此轴进展，患者可出现头痛、视力损害和由中枢性尿崩症导致的多饮、多尿等症状；此外，儿童可出现发育迟缓，成人可出现性功能障碍。神经外科手术是治疗颅咽管瘤的主要手段。

第 4 章　与脑瘤的战争

在患者家属看来，医生是"冷漠的"，其实在医者内心深处依然荡漾着人类最原始的情感——爱。

请拥抱你身边的爱人，放下手机跟她 / 他聊聊天，回忆一下往事，不管贫富贵贱，不管身处都市或乡村，不管是否天各一方，健康最好，感恩相伴。

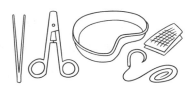

喜极而泣，峰回路转

2020 年的国庆节长假，我开车行驶在高速路上，无心欣赏太行山的风景，集中精力开车，其实也是一种"放肆"，心的"放肆"。安全意识和健康意识一样，都是对生活的热爱，对幸福的追逐。

开车 2 小时，陪着家人来到陵川县城，顺道买了几个开花馒头。夜幕降临，在陌生的小城里绕了一圈，终于在街边找到了那家想去的馒头店，招牌在灰暗的灯光下并不起眼，店里有几个盛满面粉的大缸，在案板上放着蒸好的馒头。对本地人司空见惯的东西，对像我这样的外地游客来讲，简直不可思议。每个馒头大小均一，"开花"程度也几乎一样，这样的手工馒头，太过惊艳！

我买了 50 个，还喝了一碗玉米面做的饸饹面。在回来路上，老爸一边讲着他 20 世纪 60—70 年代在陕西吃过像"钢丝"一般的玉米面条的往事，一边感叹着时代变迁。

10 月 5 日返京继续工作，我查看了来自大连的一名 L 姓患者的病理结果——血管母细胞瘤。我简直不敢相信自己的眼睛，再次确认，的确是血管母细胞瘤，良性的。我赶忙走向病房，将这个结果告诉患者。

"L 大姐，祝贺您！病理结果出来了，血管母细胞瘤，良性的，放心吧！"我说完后准备转身离开，这时忽然发现患者先是一愣，然后一下抱住身旁的护工，像孩子似的放声哭了起来，压抑许久的情感，瞬间释放了出来。术前考虑恶性肿瘤，术后确认是良性的，虽然这在天坛医院极少出现，还是替患者感到高兴。患者经历了什么，要从 2 个月前说起。

做还是不做

"郝，帮我看下这个片子。"一位同学在微信里和我说，"这是我的一个好朋友的。"

小脑上的一个病变，片子上只看到一个小小的强化灶，周围是大片的水肿，患者仅仅是头痛，也没有呕吐症状。病变的影像学表现符合转移瘤的特征。

"患者还确诊过其他病吗？"我追问。

"可能还有甲状腺瘤之类的。"同学回复。

小脑病变、甲状腺病史，诊断为转移瘤肯定是首选，但是也不能排除血管母细胞瘤，因为太不典型。

"做个全身 PET 扫描吧。"我回复道，没有哪个医生敢放任这样一个病变。

患者 L 大姐，50 多岁，爱人从商，儿子高中毕业后到日本东京读大学。一个幸福的家庭，L 大姐每周日与留学的儿子视频聊天。谁能想到 2 个月后要在天坛医院接受一次残酷的人生洗礼呢？

疾病的发生总是很偶然的，这个故事的开始也是如此。

某天，L 大姐像往常一样回到家，却出现了头痛，持续了一周，每天都痛，她的丈夫说道："去医院做个检查吧。"

"不用，我每天坚持行走 1 万多步，作息规律，不会有事的！"大姐自信地说道。

MRI 检查的嗡鸣声想起，检查空间的幽闭感使 L 大姐感到有些害怕。

"可别有事儿呀，儿子还没毕业呢！"她边回忆边说，"我当时想的就是儿子，几乎没有其他念想了。"

几分钟后，MRI 平扫结束，L 大姐起身走下检查床，她只想赶紧逃离这间检查室。

"您好，我们建议您进一步做一下增强 MRI 检查（注射造影剂后的 MRI 检查）。"放射科医生说道。

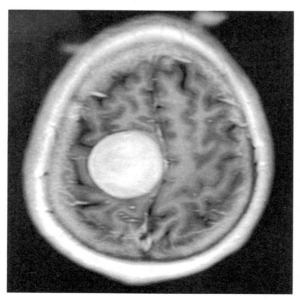

鸡蛋一般大的脑部肿瘤

"为什么，有问题吗？"大姐激动起来，一种不祥的感受涌上心头。虽然不情愿，还是再次躺到了检查床上，MRI 线圈再度旋转起来，大姐闭上眼睛，想到儿子、家庭、事业，一切都有可能发生变化，眼泪从眼角流了下来。

大海捞针

不愿面对，又不得不面对。经过了 2 个月的思想斗争，L 大姐决定接受手术治疗。

"说实话，我已经看淡了一切，手术后不管结果怎么样，我都会面对。"穿着病号服的 L 大姐平静地跟我交谈着。

手术安排在周三下午，常规入路开颅，小脑张力饱满极了，触摸上去，硬度像橡皮一样。

"把骨窗再打一圈，否则会'挤牙膏'的！"高主任严厉的声音响起。所谓"挤牙膏"就是高主任对小骨窗开颅、脑组织嵌顿的一种比喻。在手术过程中出现"挤牙膏"的情况是非常危险的。

骨窗又扩大了一圈，硬膜被小心翼翼地剪开，枕大池一点脑脊液都释放不出来，脑组织还像"小馒头"一样肿着。终于，我们在中线处探到了枕大池，剪破了枕大池之后，脑脊液终于冒了出来，小脑压力好转！

如何找到这个细小的肿瘤？真的就像大海捞针一般。这时超声发挥了优势，寻找小病变，需要超声这样便于实时成像的辅助装备。肿瘤连同水肿的脑组织，最后被切除下来。

这场手术有惊无险，第 2 天查房时，L 大姐对我们竖起了大拇指。

幸福的眼泪

"郝医生，谢谢你们，我的手术没告诉儿子，怕耽误他的学业，儿子这两周老问我怎么不视频呢，我只说在外地出差。"L 大姐继续说道，"感谢天坛医院给了我第二次生命。"

"是您自己救了自己，我们只是尽了医生的责任。"我说道。

祝福这位幸福的大姐，人生的跌宕起伏，不是每个人都会经历的，恶性肿瘤"变成"良性，这次站在刀尖上的体验勉强也算是人生的财富吧。这喜极而泣的一幕，是国庆节给我们最大的礼物。祖国万岁，健康万岁。

 脑外科备忘录

什么是血管母细胞瘤？

　　血管母细胞瘤是由脑神经和脊髓神经所产生的一种高度血管分化的良性肿瘤。大多数血管母细胞瘤是由单一病灶所产生的。然而，在 von Hippel-Lindau（VHL）综合征患者身上，血管母细胞瘤是这个基因症候群的一种表现。患者的一生中，会在脑和脊髓里出现许多的肿瘤。在脑中，几乎所有病灶都发生在整个脑部的后下部，也就是所谓的小脑之中。而小脑在脑部的主要功能是平衡和协调。随着血管母细胞瘤的生长，日益增大的肿瘤将会压迫到脑部，并且造成一些相关的症状，如头痛、肢体无力、感觉丧失，以及平衡和协调问题等。

加班周末，习以为常

即使每天忙碌的医生，周末也该适当休息梳理一下，但是事情总不尽如人意。

"泡汤"这个词不知从哪儿来的。泡温泉叫"泡汤"，洗澡也叫"泡汤"，这都是些放松舒爽的事，为何人们要把原计划不能实施还叫"泡汤"呢？

周末早上，孩子起床后就玩起了"超级飞侠"玩具，不愿出门，后来又跟爷爷视频通话了半天，好说歹说这才出了门。周末休闲的时间终于要到了，最美人间四月天，我不愿放过难得的踏青机会，思来想去，西山是个不错的去处，既能锻炼身体，又能呼吸新鲜空气。于是乎，我开车上了二环、三环，向山里进发。

"你的患者早上还能叫醒，现在叫不醒了！"值班医生打来电话说道。顿时让我这驾驶员不知所措，脑袋"嗡"地一下

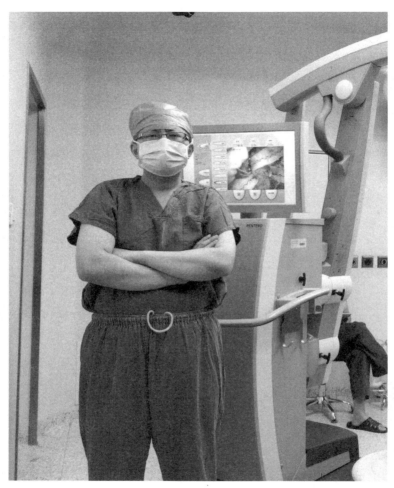

一夫当关，万夫莫开

就大了，旁边还有川流不息的汽车。"脑水肿加重、脑疝形成、去骨瓣减压"这一连串的问题在我的脑子里接踵而至。大多数情况下医生都是悲观主义者，尤其是在从业多年以后。

三环，车怎么这么堵呢？出口怎么这么少呢？我恨不得插上翅膀飞回医院。好在很快找到了出口，下了三环开到小巷子里。我停下车打开双闪，翻开手机查看患者昨天的头颅CT，揪着的心放不下，还是赶快导航回医院吧。

周末一向交通拥堵，出外踏春的人们找寻着春天的气息。孩子坐在后排闹着说晕车，他哪知道医生老爸正眉头紧锁着开始了复杂的思索。

回到医院时，患者家属还没来，家属等来了，院总带着患者去完成了头颅CT检查，好在发现病情没有恶化，我提到嗓子眼的心稍稍放下。

手机不合时宜地响了起来，"郝医生吗？我是某某患者的嫂子，刚才患者的孩子给我打电话说病情加重了，现在怎么样了？"是一个陌生女人的来电。

"从CT上看脑水肿跟昨天比较没有明显恶化，先用药吧。"我回复。也不知道家属从哪儿得来我的电话。

安顿好患者，已是下午2点多，艳阳高照。想想今天还得感谢我的孩子，要不是他早上赖床晚起，此时我们可能已经到达了远足的目的地，要再开车回城可就难了。虽然周末计划"泡汤"了，但患者总算无大碍。还是下次有机会再远足吧。

脑外科备忘录

什么是脑水肿？

　　脑水肿是指脑内水分增加、导致脑容积增大的病理现象，是脑组织对各种致病因素的反应。脑水肿可致颅内高压，损伤脑组织，临床上常见于神经系统疾病，如颅脑外伤、颅内感染（脑炎和脑膜炎等）、脑血管疾病、颅内占位性疾病（如肿瘤）、癫痫发作，以及全身性疾病（中毒性痢疾、重型肺炎等）。针对脑水肿的治疗中，最重要的是使用甘露醇脱水治疗。此外，还可以使用适量的激素减轻水肿。

七夕相会，情手难牵

　　七夕，是牛郎与织女在鹊桥相会的日子。被生活和工作"蹂躏"后，我早已经失去了浪漫感，不过我本来也是个缺乏浪漫细胞的人。我坚信大多数的医学院毕业生都跟我一样，浪漫细胞要比文科生或其他专业的理科生要少一些。多年前上学时，我曾见过一个老实巴交的理工男学霸，拿着三朵红玫瑰来看望女生。我惊诧于这操作居然出自那位不善言谈甚至有些木讷的同窗，后来他们喜结连理，修成正果。

　　在医院里工作久了，人的外在感情会慢慢迟钝，因此在一些患者及其家属看来，医生是"冷漠"的，但其实在医者内心深处依然荡漾着人类最原始的情感——爱。这种爱是交互的，医患之间、同事之间、师生之间，还有作为旁观者对患者的"爱的祝福"。

在七夕这个关于爱的节日里，脑瘤患者这一特殊的群体又经历了什么？

病房里，一名良性脑瘤患者，经过疾病的洗礼后，在七夕这一天与爱人相拥而泣。一名恶性脑瘤患者，点起了浪漫的蜡烛，十分珍惜眼前的佳节，也许是人生最后一个佳节。

七夕出院

一对来自山东的中年夫妻，13 年前妻子因胶质瘤在当地进行了手术治疗，这次是因为肿瘤复发来北京治疗。

复发肿瘤的手术往往是困难的，就像"改衣服"，把一件做好的成衣裁剪一番，要先把原先的缝线拆掉，再按计划裁剪。

术后患者的恢复一波三折，经历了局部出血、高热、脑积水等一系列反应，终于在七夕前一天出院了。

患者满脸洋溢着微笑，跟我击掌庆祝，作为医生的我心里充满了胜利的喜悦。

"她们俩是初中同学，感情可好了，"护士告诉我，"前几天，她老公还给她写了封信呢。"

"写的啥？"我的好奇心被唤起。

"写的可逗了！"护士说道，"写的是'老婆，你在医院里面好好恢复啊，外面又是新冠肺炎疫情，又是洪水的，咱们在医院里算很安全了'。"

要祝福这名患者，也许是上天也被她们的爱情打动，这次手术很成功，肿瘤的恶性程度也没有增加，我在心里默默地为她们祈福。

最后一个七夕

由于新冠肺炎疫情影响，周五的特需门诊患者不多，我有了更充足的时间来与患者沟通。

一名 30 出头的女人抱着孩子走进诊室。她放下孩子，走到诊台旁坐了下来。

"怎么不好？"我询问道。

"我是来给我老公看病的，想再复查一下，"女人说道，"今年 7 月用了贝伐单抗（一种抑制肿瘤血管生成的药）之后不见好，我想再检查一下，看看他的肿瘤是不是又长了。"

我打开患者的病例资料，这是一名 30 岁的颞叶胶质母细胞瘤患者，一年前做了第一次手术，半年前复发，又做了第二次手术，这期间接受了标准的放疗和化疗治疗。我看了患者之前的 MRI 检查，最后一次 MRI 检查可以看到弥漫性的病变，肿瘤已经半脑播散了，我心里知道，已经不太可能挽救患者的生命了。

"孩子多大了？"我问道。

"刚一岁半。"女人低声哽咽着说道。

此时的孩子并不知道，身旁两个大人的谈话，事关他亲人的生命。孩子扶着诊疗床走过来走过去，一会儿还朝我笑笑。我怕孩子摔倒，赶忙从诊台后面的椅子上起身走到孩子旁边，把他送回到妈妈怀里。

"该放手的时候就放手吧，不会有太好的治疗效果的，患者太受罪了。"我思忖了一会，抿了一下嘴说道。

"这我也知道的。"女人哽咽着说道，怀里的孩子摸了摸她的脸。

"这是患者的检查单。"我打印了单子，想尽快结束这次虐心的谈话。想到今天是七夕，我从门诊的窗户向外望去，是蔚蓝的天空和一朵白云。

每个脑瘤患者都有自己的七夕故事。年轻的恋人，新婚宴尔的夫妇，怀孕的或刚刚生育的父母，还有步入中老年的夫妻，患者遍布各个年龄阶段。请原谅我，不能完全感悟他们的真实情感，但我会默默关注他们，默默祝福他们，默默为他们祈祷。

不管是晴空万里，还是大雨倾盆，都请拥抱你身边的爱人，放下手机跟她／他聊聊天，回忆一下往事，不管贫富贵贱，不管身处都市或农村，不管是否天各一方，健康最好，感恩相伴，七夕节快乐！

脑外科备忘录

胶质瘤患者为什么需要进行分子检测？

脑胶质瘤是一组具有胶质细胞表型特征的神经上皮肿瘤的总称。随着病理学的发展和病理检测技术的进步，尤其是二代测序、DNA 甲基化谱等组学技术的提高，胶质瘤的遗传背景和发生发展机制逐渐清晰。越来越多的分子标志物被证明在胶质瘤的分类、分型、分级、预后评估和指导治疗方面发挥着重要的作用。胶质瘤的典型基因检测表现包括 IDH 突变、MGMT 启动子甲基化、染色体 lp/19q 缺失、EGFR 扩增和 BRAF 突变等。

囹圄传书，千里救妻

周一中午 12 点，最后一位患者走进了诊室。一上午的门诊工作十分繁重，不停地、反复地解释病情，口干舌燥，头微痛，肚子有些饿，每周一上午似乎都是如此狼狈。

这时走进诊室的是今天故事的女主角——小芳，陪她来看病的是她的弟弟。我注意到这个患者的脸上出现了面瘫症状，眼睛闭不上，鼻唇沟变浅，是周围性面瘫的典型表现。

"怎么不好？"我问道。

"前两个月面瘫了，我们在上海看了病，诊断是面神经炎，开了药，扎了针灸，都没什么效果，最近走路也不好了。再到医院一查，发现脑袋里长了瘤，就慕名来咱们医院了。"患者弟弟说道。

我拿出患者之前的 MRI 检查资料一看，不禁感叹：好大的脑瘤。

于是我说道："肿瘤太大，而且现在患者已经面瘫了，手术要赶快做，但也要做好心理准备，做手术后也不能完全治好的，肿瘤实在是太大了。"我又问道，"结婚了吧？你老公怎么没来？"

"家里有点事，老公就没来。"患者低着头回答。

"做手术最好他来签字，这么大的手术，做完了甚至有可能面瘫比现在还重，能接受吗？"我继续说着。

已婚患者的手术签字，我基本上都是要求患者的伴侣来签字的，毕竟两口子过日子，幸福也好，痛苦也罢，需要两个人共同承担。

"都能接受。"患者答道。

"好了，放松心情，准备做手术前检查吧。"我安慰患者。

正准备离开诊室，在门口遇上了出下午门诊的王医生，我打趣道："咱们这门诊都无缝衔接了。"

一封来自监狱的信

两周以后，小芳住进了病房，手术安排在后天。

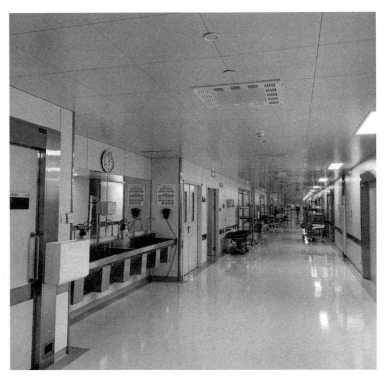

干净明亮的生命通道

"通知下家属，下午 2 点，找我手术签字。"我告诉患者。

下午 2 点时，我问小芳："家属来了吗？"

"来了，在门口。"她回答道。

我打开病房的门，喊道："小芳家属！"

"在呢，在呢。"一位老太太和一名年轻女孩赶忙起身应答。

"你们是患者什么人？"我问道。

年轻女孩回答："我是她的闺蜜,这位是她的婆婆。"

"她爱人呢?这么大的事怎么没来?"我有些不悦地说道。

"医生,您别着急,她那天没好意思说,她爱人在里面呢,来不了。"女孩又说。

"是在监狱里吗?"我有点震惊,监狱对我来说是很遥远、陌生的地方。

看到旁边的老太太在不停地流泪,心想谁能接受儿子在监狱、儿媳罹患脑瘤这样的事实呢?

"他弟弟怎么没来呢?"我又问。

"回家凑钱去了,另外要去监狱告诉她老公一声。"女孩继续回答道。

术前谈话在医生的讲述中完成,患者的婆婆一声不吭地签下字,这是她对医生的绝对信任,也是对命运的无可奈何。面对这一切,老太太只能接受、顺从;面对这一切,作为医生的我感到压力有些大,这压力不光来自脑瘤,也来自患者一家的境遇。

第 2 天早上,护工叫我:"郝大夫,门口有人找您。"

我走到病房门口,看到了小芳的弟弟。

"郝大夫,您知道我姐的情况了吧,我姐夫有封信要我交给您。"小芳的弟弟说道。

我接过了信封,走到办公室,打开了这封特殊的家属来信。

尊敬的大夫：

我不知道您叫什么名字，也不知道您长什么样，唯一知道的，就是您是一位好人，是救我老婆的人。我现在出不去，要是能出去，一定给您鞠躬致谢。

我和小芳是一个村里长大的，村子不大，小学的时候我们在一个班里读书，上了初中一起到邻村的学校上学。我家在里院，她家在外院，每天早上我从里院出来，隔着院墙喊着小芳，然后一起去学校。每天早上是最幸福的时光，每天我就盼着跟小芳一起上学。

那时候家里穷，我们读完初中就不读了。我先到城里打工，干过许多行当，后来每天送外卖，收入还行，就把小芳也接到城里。她在超市打工，我继续送外卖，虽然很辛苦，但是我俩一起努力还能攒下些钱，日子真是特别开心。

后来小芳怀孕了，我俩特别高兴，还买了好多孩子的衣服，就等着小宝宝出生了。

当幸福来临之前，没想到会发生那样的事。我长这么大从来没打过架，那天怎么会伤了人呢，我到现在都不知道怎么回事，但就是发生了，再怎么后悔都晚了。小芳挺着大肚子，哭着喊着，眼睁睁看着我被警察带走了。我不想离开小芳，我想看着孩子出生，陪着他长大，给他换尿布，给他买玩具，送他去上学，一切都不可能了。十四年呀！我要在监狱里待十四年。

　　孩子就在我被带走的一周后出生了。我连孩子出生都错过了，这一过就是六年，我在里面一待就是六年，孩子都没见过爸爸。每当想起这一切，我就止不住地抽我自己，但哪有后悔药呀，我只能好好改造。

　　小芳一个人拉扯着孩子，总是将就自己，其实她的耳朵早就听不到了，我让她去医院检查，她总说没事，等去北京看病已经太晚了。

　　我错过了孩子出生，错过了陪孩子长大，现在又不能陪小芳做手术，我后悔死了！小芳太可怜了！求求您一定救救她，我在这里给您跪下了，求您一定治好她！

　　我读完了这封特殊的来信，百感交集，稍稍停顿了几秒，轻轻把信折起来，装回信封，推开了手术室的门，准备开始手术。

 脑外科备忘录

什么是听神经瘤？

　　听神经瘤是起源于听神经鞘的肿瘤，属于良性肿瘤，是常见颅内肿瘤之一，占颅内肿瘤的 7%～12%，占桥小脑角肿瘤的 80%～95%，左右侧发生率相仿，偶见双侧性。患者多为成年人，30—50 岁易发病，20 岁以下患者少见，无明显性别差异。患者常有耳鸣及听力下降的症状。

海外归国，绝处逢生

周日早上 7 点，天依旧似亮非亮，我蹑手蹑脚从值班室的床上爬起来，黑夜加上寂静的病房让我的思绪飞向远方。我要赶快把刚才闪现在脑海里的这些都记录下来，生怕天亮后就会忘记，更害怕纷繁的工作将医生的情感冲淡。

北京是一座国际化大都市，这里有很多人，或多或少有些海外关系，不是有亲戚在国外生活，就是孩子在国外读书，还有的为了孩子读书，大人在国外陪读。

“您哪里不舒服？”我询问新来的患者 Z 女士。

“我是肺癌脑转移，我都知道的，出国前我也是医生。”患者回答。

我对这样的回答有些惊讶，对于恶性肿瘤患者，医生是很少会在患者跟前说病情的，生怕疾病打击了患者，这是医学院里人文关怀的必修课。在门诊总会遇到一个家属先进来，神神秘秘地说：“大夫，患者不知道自己得了什么病，您别告诉他。”或者患者在前面看病，后面一个家属神情紧张，向我连连摆手，暗示保密；但是这名患者有些特别。

“我原来也是学医的，后来为了孩子上学，就去美国陪读了。”患者向我娓娓道来。

马里兰与巴尔的摩

“我在马里兰大学实验室工作过，是研究生物方面的，我的病情我都知道的。"患者又说道。

"马里兰大学，花园学校啊。"一听到"马大"，我感到非常亲切，我也在马里兰生活和工作过，仿佛遇到了"老乡"，但这不是他乡遇故知，而是在故乡遇到了同样曾流浪过的人。

"前两年我有些咳嗽，痰里还带血丝，就到医院做检查，结果发现肺上长了瘤，就在约翰斯·霍普金斯医院做了手术。"

约翰斯·霍普金斯医院是世界著名的医疗机构之一，位于马里兰州巴尔的摩市。我开车去宾夕法尼亚州时，为了省高速费，曾穿过巴尔的摩的城区，结果发现路边搭着许多帐篷，在交通路口红灯亮起时，就有人拿着矿泉水瓶在前挡风玻璃上晃动，看起来是问你想不想洗车，但实际目的是"要钱（抢劫）"。我第一次遇到这样的场景，当时吓坏了，后来我问同事如何避免这种情况，答曰："尽量不要在红灯时停在第1辆。"这可如何做到？后来一位墨西哥女同行邀我去参观约翰斯·霍普金斯医院，尽管神经外科泰斗哈维·库欣曾在那里工作，但是为了避免危险确保安全，我还是婉拒了她。约翰斯·霍普金斯医院虽好，但是那座城市让我望而生畏。

"做完手术以后，发现有基因突变，就做了靶向治疗，但是很快就出现了耐药，虽然升级了靶向药，但还是不行。最近发现了脑转移和肋骨转移，孩子还在美国，真不知道该怎么告诉他呢。"患者继续说着。

靶向治疗和免疫治疗的问世，有效延长了许多体部肿瘤患者的生存期。十几年前，肺癌、乳腺癌患者出现了脑转移是很难治疗的。但是，通过有效的靶向治疗，有机会将原发灶很好地控制住，使脑转移瘤得以治疗。脑转移瘤与原发胶质瘤不同，脑转移瘤的细胞进入大脑后，被脑内的"保安细胞"（免疫细胞）发现，马上包围起来，这就为脑转移瘤的手术治疗提供了便利条件；而原发脑胶质瘤都是"土著居民"（神经元、胶质细胞等），连"口音"（神经元之间的突触及受体）都一样，由于原发脑瘤细胞在大脑内到处"乱走"（沿神经纤维、传导束迁移），这让胶质瘤的手术变得困难起来。

Z 女士属于颅内单发转移瘤，手术如期进行。打开颅骨，剪开硬膜就看到了病灶，表面有些颜色不均匀，局灶性坏死，我想到了大脑的"保安细胞"跟这个"外来的家伙"（转移瘤）作战是何其惨烈，外来的这些细胞势力慢慢扩大，形成了现在的肿瘤规模。一边分离肿瘤，一边止血，最后将肿瘤完整切除。

我还是无法理解这名患者为什么肿瘤都这么大了才来看，这要忍受多少痛苦，也许是为了多陪陪孩子吧。

 脑外科备忘录

脑转移瘤能治吗？

脑转移瘤的发生，意味着身体其他部位有肿瘤已经发生了远处转移，说明了原发病灶已经进展到了终末阶段，但目前对于大部分患者来说对脑转移瘤采取积极的治疗是能够起到一定效果的，尤其是单发的脑转移瘤，通过手术辅以放疗、化疗、靶向治疗等治疗方式往往能有比较好的疗效，即使是失去了手术机会的多发脑转移瘤患者，通过综合治疗亦能延长生存期并改善生存质量。

伉俪情深，患难与共

这是最后一名患者了，一上午的工作马上就能结束了，至少能先上个厕所吧。

一名身着中山装的老先生推着一位女患者来到诊室，他的衣服领子浸满汗渍，身旁还跟着一个小伙子。农民打扮的女患者目光呆滞，但似乎对白大褂充满了恐惧。

仔细看过患者的 MRI 片子后，我倒吸了一口凉气。

"为什么肿瘤都这么大才来看病啊？没出现头痛的症状吗？"我问道。

听我这样问，老汉也开始了讲述。

他："2019 年就发现了，当时医生说做手术，可家里没钱，今年凑够了钱，就来做手术了。"

我："为什么不在当地做手术呢？"

他："老家的医生说做不了，要来北京。"

我："这么大的手术，费用不低啊。"

他："我有 8 万，凑够了 8 万。"

我："术后也是有风险的，有可能出现并发症。"

他："这 8 万块钱，不瞒你说，我连房子都抵押了，但我的房子也就 3000 块钱，我们靠天吃饭，收成好的时候一年也能挣 3000，您救救她吧。"老汉的淳朴打动了我，旁边他的儿子一言不发。

收，还是不收，我充满了矛盾。万一出了并发症怎么办？万一住进了 ICU 怎么办？我内心有了很大压力。一方面，出

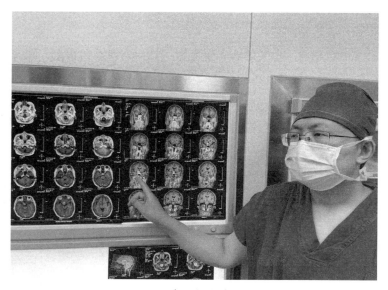

认真讲解病情

于医生的同情，想为患者解除病痛；但另一方面，万一治不好，患者可能连回家都回不去。我想老汉一定没有想过，脑部手术有时是十分恐怖的。

心头的压力

这名患者，我提交了科内讨论。脑瘤已经压迫了左侧额叶好多年，患者呆滞的眼神跟脑瘤有关，还有万一患者病情加重，本就不富裕的家庭将要面对更大的经济负担。

"小郝，这个患者万一不好了，你可能需要自己掏钱给她治疗啊，你老婆可能会不高兴，孩子买玩具的钱就没啦。"同事打趣我道。

科室里哄堂大笑，这样的气氛倒是让我心头的压力减少了一分。

"做吧，家属选择了天坛医院，我们有责任给她治疗，而且我们也有这样的能力！"科主任说道。听到主任这话，我紧绷的神经才放松下来。

这位来自内蒙古乌拉特旗的患者，来京后 5 天就被收进了病房，是替她们省些住旅店的钱。事实上，她们根本没有住店，就住在医院大厅里。

手术开始了，从一开始我就做好了尽量省钱的准备，今天除了手术必须做好，还要给患者省钱。手术顺利，一夜平安。

第 2 天，患者的肺容积不够，腹胀明显，呼吸急促，血氧继续下降。本不愿意转入 ICU 的，但看来必须要转了，省钱不是目的，救命要紧。

咱们治治看

不平凡的周末，又是雪上加霜——我从楼梯上踩空了，右脚崴了，我苦笑一下，自己做的决定，必须承受。忍了一宿，我还是去拍了张 X 线片，好在没骨折。

我一瘸一拐地去 ICU 看了患者。在呼吸机支撑下血氧还不错。患者不能说话，见到我来，努力手舞足蹈地比画着，似乎在说"我能行"。

ICU 门口，老汉"扑通"一下跪在了我面前，我急忙闪身扶住他。他说："郝大夫，我老伴能治好吗？我就 8 万，不行了我们就回去吧，花完就没钱了。"

"不至于，咱们治治看。"我劝慰道。

"回家的救护车估计得要一万多，患者能短期好转吗？"我向 ICU 的老杨问出了我的担忧。

"现在的钱必须花，医生不能感情用事啊。"老杨说道。

也许老杨说的对。我一瘸一拐地穿过了长廊，万籁俱寂，初夏的风还有些凉。

患者转入 ICU 的第 3 天，传来了好消息。患者排了好多宿便，腹胀缓解了，呼吸机条件也下调了。患者平时的血糖控制不佳，饮食条件比较差，肠蠕动差，腹胀影响了胸腔压力，导致呼吸的阻力增加，才导致了之前的情况，如今这些缓解了，就可以转回普通病房了。

"你的患者啥治疗都不让做，说要出院。"护士长说道。

"医生我好了，我还得回家看孙子去。"患者说道。

"护士长，就让她出院吧。"我嬉皮笑脸地说道。

老汉来我面前，不停地道谢："钱没花完，没花完病就治好了。谢谢！谢谢！谢谢！"

我悬着的心终于落地了，一瘸一拐地向门诊走去。耳边仿佛响起了郑智化的《水手》："苦涩的沙，吹痛脸庞的感觉……"

 脑外科备忘录

脑肿瘤术前都需要哪些检查？

脑肿瘤术前检查主要包括两方面：一方面，是评估者身体状态的常规检查，其中包括超声心动图、心电图、肝肾功能检查、凝血功能检查、血常规检查等；另一方面，是针对头部要做的 CT 和 MRI 检查，作用是使手术医生在术前了解更多的肿瘤信息，明确肿瘤与周围的骨质、血管、神经等重要结构的关系有助于减低手术风险并增加肿瘤彻底切除的机会。

脑瘤治疗的费用有哪些？

脑瘤的治疗费用主要包括两部分：一部分是住院手术的费用，其中包括手术费、床位费、治疗费、检查费等；另一部分是术后费用，其中包括术后放疗、化疗的费用，以及可能的康复治理费用等。

吞云吐雾，如鲠在喉

坊间曾流传一句话："饭后一支烟，赛过活神仙。"我不吸烟，无法理解吸烟的快感。手术室更衣室柜子上方是一位专家的柜子，他偶尔不关柜子，我能"偷窥"到躺着的烟盒。

某天晚上，手术室的更衣间只有我一人，将口罩连同蓝色的帽子一同扔进黄色的垃圾桶，长时间手术后人会特别疲劳，闪现了吸烟的冲动，很快又打消了这个念头。

回忆起在美国访学时，校园很大，但是校园禁烟，绝对没人敢抽。学校的 37 号楼旁边有扇校园的侧门，门外的地上扔满了烟头，总能看到美国的同学跑到门外去吸烟。学校旁边的小卖部有个漂亮的女店员，我对她本是好感十足，但某一日看见她吞云吐雾，让我对她的美好印象大打折扣。

我的鼻子对烟味极度敏感，谁只要抽过烟，从我身边走过就能嗅到，这种技能源于我从小就是一个"二手烟民"。我父亲是个"老烟民"，饭后总要来一支香烟，家里连被褥都弥漫着烟味，我和母亲是管不住他的。前两年，他来北京做颈椎手术，医生讲了吸烟对颈椎手术的危害性，但是他烟性难改，在手术前还跑下楼去偷偷抽，抽完了轻轻咳嗽一声轻轻嗓子，若无其事地回病房。

我父亲因为烟瘾在美国还曾闹过笑话。坐飞机不让带打火机，下飞机以后吸烟要"借火"，在国内这很容易，甚至还能相互攀谈几句，但在国外人生地不熟，语言又不通畅，谈何容易。我们住在迈阿密海湾区，出入都很方便。到酒店后，老爷子为了过烟瘾，站在楼道里趴在栏杆上，看见楼下有人吸烟，马上叫上我下楼去"借火"。

然而，为吸烟的老年患者做大型手术，对于神经外科医生来说就是"噩梦"。

经过多年烟雾熏染的气管和肺，经不起一点点风吹草动，开颅术后经常会出现肺部感染，持续咳嗽但咳不出痰来。往往为了促进痰液排出，进行气管切开在所难免。将气管切开后，淤积在肺里的老痰就能咳出或被吸痰管吸出，氧气也能更好地进去，大脑就不会缺氧了。脑细胞舒坦地呼吸着氧气，水肿加速消除，患者的神志很快就会逐渐好转了。

今天是 13 床患者开颅术后第 3 天，高频呼吸，看着就能感觉到患者很不舒服，要不要气管插管，我请示了科主任。

"那可是有 30 年烟龄的老同志了。"我说道。

"哎！请呼吸治疗师来会诊吧。"科主任摇摇头，无可奈何地感叹道。

患者转入 ICU，气道不足以维持血氧饱和度，呼吸机进行着机械通气。

"这个患者的痰特别深，量还不少，今天刚做了气管镜。"呼吸治疗师说道。专业的呼吸治疗师是天坛医院 ICU 今年新设置的岗位，专门关注患者的气道。故此我对呼吸治疗师的意见可谓是"言听计从"。

"可能需要气道开放。"呼吸治疗师说道。

"保不住了吗？"我问道。

"不行啊，痰这么多，患者又有肺炎，气道可是个大问题。"他又说。

"那还是早点做了吧。"科主任拍板道。

切开患者的气管还是很"残忍"的。床旁局麻操作，将喉部的皮肤切开，找到气管间隙，将皮肤阔开，再扩大气管间隙，用一根塑料软管伸进气管里，通过气管口子进行吸痰等操作。

今天的患者可不一般，原来做过甲状腺的手术，喉部已经有了瘢痕，这使得气管切开的失败率陡然上升。好在请来了耳鼻咽喉科的医生助阵。将塑料套管插进气管里，浓痰从管子里吸了出来，一切顺利，患者的呼吸也变得均匀起来。

"看你以后还敢吸烟不，都是吸烟惹的祸！"我边擦拭喉部的血渍，边小声对患者讲，也许他根本听不到我说话。如果能听到，可能会对自己多年吸烟的经历感到懊悔吧。

最近出门诊，我发现患者吸烟与否成了病历的必填项目，看来吸烟史与多种疾病的相关性已经逐渐被重视起来了，临床对吸烟史的关注也是大势所趋。

脑外科备忘录

脑瘤术后有哪些需要注意的地方？

脑瘤术后一定要注意两方面：一方面，是肿瘤的病理结果，这是最重要的，不同病理类型肿瘤的术后治疗可能大相径庭，具体的术后治疗由神经外科医生或放疗、化疗医生视情况而定；另一方面，术后一定要复查，脑瘤并不是一切了之，一定要按医嘱定期复查，以便及早发现术后新发及复发肿瘤，及早处置。

命悬一线，残丝魂断

我很难想到，自己的患者会在术后出现重症休克，但不想看到的事，却真实地发生了。

"我们没想到现在人财两空！"患者的二女儿愤怒地对我说道，我完全可以原谅她的愤怒，谁能接受亲人在不到一天里由神志清楚对答流利变成濒临死亡，但这就是残酷的现实。

老Z是我首诊的患者，体检发现颅内蝶骨嵴的脑膜瘤，二女儿和爱人陪着他来就诊，我建议手术。

在后来的交谈中，患者的二女儿质问我："我父亲不做手术是不是至少还能活个三五年？现在做个手术，人就没了！没了！"

"也许吧，但手术还是应该做的。"我回答道。

如果时间倒回 1 个月前，如果我能预测到老 Z 因为手术即将走到人生的尽头，我绝对不会建议他接受手术，但我并没时光穿梭的能力来挽回悲剧。

等待手术的煎熬

老 Z 周二住院，我想安排在周三手术，但周三的第 1 台手术是一例岛叶胶质瘤手术，等手术结束后，老 Z 的接台机会就渺茫了。我一直在期待出现空手术台，但夜幕降临代表了急诊时段的到来，一个接一个的急诊，让常规手术接台的希望像肥皂泡一样破灭。无奈把老 Z 的手术安排在周四的第 1 台。

"吃点东西吧，明天早上咱们手术。"我告诉老 Z。

"好嘞！"老 Z 很乐观地回答我。

"要不今年别做了，来年春天再做？"我不知道从哪来的想法，突然蹦出这么一句奇怪的话。

"郝医生，还是做吧，为了这个手术我都等这么久了。"老 Z 说道。

可怕的高热

老 Z 的手术如期进行，尽管肿瘤包绕了颈内动脉，但还是被天坛医院的医生团队一点一点雕刻了出来，肿瘤全部切除，目前一切顺利。

术后的前两天患者恢复得很好，没有明显的异常，发热两次后，我给他做了腰穿，我也想知道是不是有感染，但结果显示脑脊液的颜色正常，实在难以跟颅内感染联系在一起。

术后第 7 天凌晨，老 Z 发热到 40℃，持续高热不退，两次腰穿结果均排除了感染。这时老 Z 的意识还算清醒，但是呼吸频率明显加快，胸廓起伏像鼓风机一样。

"转 ICU 治疗吧，应该是肺部炎症。"科主任说道。除了呼吸快以外，老 Z 看起来并没有其他明显的症状。

转入 ICU 以后，老 Z 的喘息症状仍然无法改善，进行了气管插管、镇静控制呼吸、呼吸机辅助通气等常规的治疗，但老 Z 的情况仍在不断恶化。低血压、休克，补液后仍低血压（70/30mmHg），状况不断。

"郝大夫，您来一下吧，患者有点撑不住了。"ICU 的周医生打电话找我。

等我赶到 ICU 时，老 Z 病床边已经围了一群医生、护士在抢救着。

"现在血压刚刚好，我们尽力了。"周医生说道。

"我知道的，大家辛苦了，"我继续说道，"你们考虑是什么原因？"

"感染、中毒性休克，抗生素已经用到最高级别了。"周医生回答。

周四和周五两天，老 Z 的病情继续进展，我十分郁闷、沮丧，但医生必须面对。

"郝医生，刚才 ICU 那边打来电话说您的患者心脏骤停了一次，刚抢救过来。"值班医生和我说着。

我从周六的热被窝里爬出来，匆匆穿好衣服离开了家赶去医院。我猜到了家属会质疑我，但是没想到谈话室里已经聚集了一屋子家属。

"坦率地讲，患者生还的希望非常渺茫了。"我说道。

接下来发生的就是各种声音对鼓膜的践踏，我理解，我共情，任由他们质疑和批评。

当我看到接患者出院的救护车走远的那一刻，知道患者即将走到人生的尽头，我瞥见患者的一位家属站在医院的花池旁边，狠狠地抽着烟，估计在咒骂这家医院，咒骂我。这就是无情的疾病吧，谁能预见到死亡会在何时以何种方式来到呢。

送走他们，我回到病房，感觉脑袋一下一下的闷痛，自己量个血压吧，133/85mmHg，快高血压了。想起主任曾说过："没有高血压，就不算是成熟的脑外科医生。"

 脑外科备忘录

脑肿瘤术后为什么发热？

脑肿瘤患者术后发热的原因主要有三个：其一是术腔的血性脑脊液刺激脑内的发热中枢，导致患者出现发热，这属于正常的手术后的反应，不需要特别处理；其二是术后感染引起的发热，需要做腰穿、腰大池引流，以及使用抗生素来治疗；其三是肿瘤压迫了颅内的重要神经，比如下丘脑部位的肿瘤手术，术后影响下丘脑功能，患者会出现高热。

夕阳西下，落叶归根

放弃治疗，谁也不愿意这样，但在医疗工作中偶尔还是会见到这样的情况。与其说"无情、冷血"，倒不如说是"理智"。患者及家属对于疾病治疗的自主选择没有"对"与"错"。

5 天前的门诊，一位 75 岁的老汉被家属推进了诊室。

"医生，快救救我爸爸，一周前还好好的，这几天头痛得厉害，饭都吃不下了。"家属焦急地说道。

"头痛多久了？吐过没有？原来得过什么病？"我一连抛出三个问题。

"原来得过疝气，做过手术，还有就是前两个月得过肠梗阻，后来也好了，吃喝都行。"家属继续回答道。

查看了外院的 MRI，发现小脑有一个巨大脑瘤，伴有脑积水。

"先完善检查，做一个多序列的增强 MRI，周一早上到门诊来找我，咱们看下影像检查结果再定是否需要手术。"我说道。毕竟是 75 岁高龄患者，手术要非常慎重。

"这两天先在你们当地医院输点液，病人长期不吃饭可不行。"我补充说道。随后，我联系了当地医院的大夫让他们关注这个病人。

周一门诊，患者家属带着增强 MRI 检查结果到门诊找我加号复诊，做最终决定。

"输液之后情况怎么样？"我问到。

"输完液，后来又头痛了，您快救救他吧。"家属恳切地说道。

患者的情况比较紧急，于是我做出了优先治疗的决定，这样的决定也很艰难，毕竟患者入院需要的病床只有当现有患者出院才会有，就像公交车的座位数量有数，但是乘客很多，有人起身下车了，才会有座位可坐。

周二，终于找到了空床，我打电话通知家属送患者来住院，听到家属在电话那头激动地说了很多声："谢谢。"

患者头痛得厉害，一天需要用 4 次甘露醇（一种治疗脑水肿的药物，降低颅内压力）才能稍稍缓解，膝胸位（趴着，尽量把头靠近胸脯）的姿势足以说明头痛的程度。

"老年患者，既往有疝气病史、有肠梗阻病史。"我向科主任汇报着患者的情况。

"抓紧安排手术吧，患者顶不住了，年龄这么大，对有肠梗阻病史的患者要警惕肠道肿瘤，胸腹 CT 查一下吧。"科主任在查房时下达了指示。

手术安排在住院后的第 3 天，术前例行找患者家属谈话。

"患者病情比较重，不做手术很可能是挺不过去了。"我说道。

"您能告诉我们，做了大概能维持多长时间吗?"患者的女儿问到。

"我不知道，医生只能尽力而为。"我回答道。

"我们兄妹四个，来了我们两个，剩下的他们也都同意手术。"家属说道。

"好的，咱们都尽最大的努力，争取手术成功，患者可能是转移瘤，先把生命危险解除，再去寻找原发灶。"我继续说道。

"谢谢您!"家属握手致谢。

"对了，做完胸腹 CT 检查把片子取回来给我看一下。"我补充道。

不一会，患者的 CT 检查已经做完，我一看果然被主任言中了，是腹部肿瘤。

"结肠癌脑转移了，手术还做吗?"我向科主任请示道。

"做呀，不切除转移瘤，患者很快就不行了，我们有能力延长患者的生命。"科主任说道。

我把胸腹 CT 的结果和手术方案告诉了家属，等待他们做出最后的决定。

"在手术开始前，拒绝手术是可以的。目前患者的情况危急，不做，人肯定是不行了，但做手术的风险也不小，而且后续治疗中患者还是挺受罪的。"我将这些告诉患者家属。

"我们还是再商量一下吧。"两位家属说道。

"我进手术室了，如果打不通电话说明我在上手术，可以留言给我。"我说道。

等我下了手术，打开手机，看到患者家属在 15 点给我的留言，"郝大夫，我们不想手术了"。

之后，我又约见了家属。

"我们两个人希望给我爸做手术，可是另外两个哥哥反对手术，最后我妈说还是不做了。"患者家属对我讲。

"无论你们怎么选择，做出决定不后悔就好。"我说道。

"医生，一定还要给我父亲输液吗？能早点给我们办出院手续吗？回家的话是需要 120 急救车还是私家车就行？"一连串的问题向我袭来。

我走到了 27 床，老爷子还是膝胸位，只有这样他才感觉好受些。

"老爷子，再忍忍，别着急，先输了液，就要回家了。"我安慰到，然后逃跑似的匆匆离去了。

脑外科备忘录

什么是脑积水？

脑积水是指各种原因引起的脑脊液分泌过多、循环受阻或吸收障碍而导致脑脊液在颅内过度蓄积，其发生部位常在脑室内，也可累及蛛网膜下腔，临床上常伴有脑室扩大，脑实质相应减少和颅内压升高。

顶礼膜拜，受之有愧

听着 1039 交通广播的声音，开始了周一的一天。

今天是 8 月的倒数第 2 天，孩子今天开学，我得以早点出门去医院，不用再送娃去亲戚家。神兽开学了，我也不用再当"车夫"。在这两个月的假期里，每天早上都要先送孩子去亲戚家，导致我的早餐变成了快餐甚至空白，要是赶上周一或是周五上午出门诊，更是梦魇。

"郝医生，上午 8 点半之前不到的话就算你迟到了呦，下个月的门诊号就要削减的。"护士告诉我。

"好的，好的，我一定准时出诊！"我嬉皮笑脸地回答。

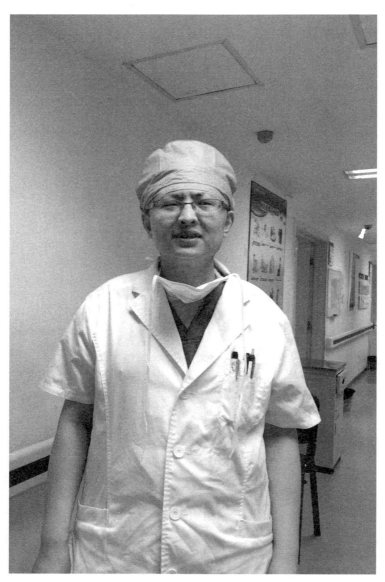

与脑瘤对垒，一日不得松懈

交班、查房、排手术、修改医嘱，一顿操作行云流水。为了准时出门诊，我一路小跑。只怪自己跑的还不够快，因为体重有点大，加油！只要病人好，咱们跑起来！

我气喘吁吁坐到了诊室里，开始叫号，这时已经有十几名患者等在诊室门口了，又是一个工作量很大的上午。全是脑瘤患者，我变得有点"麻木"，只要不是恶性肿瘤，只要手术能痊愈，我就会觉得很乐观，并且想把这份感受和心情传递给患者。也许这让患者很难理解，心想我都得脑瘤了，医生咋这么乐观呢？因为，虽然你得了脑瘤，但是能治好呀。

曾经住在 15 号床的老李走进了诊室，紧跟着的是他的女儿。

"郝大夫，还记得我们吗？做完手术都一个月了，时间真快啊。"老李的女儿说道。

"记得，记得。"我边说边打开了手术记录，回顾病人入院后的一幕幕。

"我们准备回运城了，您有什么叮嘱我们的吗？"老李问道。

"好，放心回吧，运城是关公的故乡，我可不敢在关公面前耍手术刀。术后 3 个月的第一次 MRI 复查最好还是来天坛医院做，方便和术前做对比，以后隔一年复查一次就可以。"我说道。

"我再看看伤口啊。"我又说道。

患者的头发已经长出来了，顺着长出的头发，我发现伤口上有结痂，这个痂皮有 2cm 长，这让我有些许不安。这些年，我陆陆续续处理了三四十例伤口愈合不良的病例，结痂下面可能有感染。

"这样吧，你们先溜达溜达，我门诊估计得看到中午 12 点，12 点以后到病房门口等我，我在病房处理一下伤口，这里的器械不全。"我对老张和她女儿说道。

一个接一个的病人，上午的门诊时间我的屁股被"焊"在了凳子上，吐沫星子飞溅在我的 N95 口罩里，尽量去解释和安慰病人，帮助他们正确与脑瘤"对垒"，有时也不得不开出些心灵鸡汤般的建议，要治脑病也得治心病，脑心同治。

时钟指向了 12 点 40 分，最后一名患者是 70 多岁的老先生，脑膜瘤出现了进展，必须手术了，但是老先生之前做过心脏搭桥手术，这次脑瘤手术前需要详细地进行评估。

门诊的其他诊室已空空，我今天拿到了"最后一名"，突然想起来，一上午也没上洗手间。

病房外，老李还在等我。

"郝医生，你们真辛苦。这都中午了，我请您吃饭去！"老李盛情邀约。

"不了，不了，我带了午饭。"我说道。

我把老李头带到了换药室，用我的电推子把他伤口周围的头发剃掉。

巨大的蝶骨嵴脑膜瘤，能恢复到现在这样子，对于患者和医生来讲，都是值得高兴的。医生这个职业，需要严谨，决不能"偷工减料"，如果不够严谨，病情马上会给你颜色看，一代一代的先驱，无一不是认真对待病人的人。

我轻轻地给伤口周围消毒，然后一点一点清除痂皮，痂皮下没有看到感染的源头。

"马上就好，忍一忍。"我对老李说道。

"没事，我没问题。"老李回答说。

我把伤口包好之后，老李突然哭了。

"郝大夫，我这次看病全靠你了，我没什么感谢你的，我给你鞠一躬吧。"说着就要鞠躬。

"使不得，使不得。"我迅速弯腰低下身，把老李扶起来，他的情绪还有些激动。

我摘下手套，一边安抚着一边扶着老李走向病房门口，将老李交给了他的女儿。

"再见，再见，3 个月以后记得来找我复查啊。"我说道。

病房的大门缓缓关上，门里的我还在震惊于老李刚刚的鞠躬。我是谁？我做了什么？我为别人带来了什么？有何德何能接受长者的拜谢？

靠在门上思考片刻，我晃了晃头，挺起胸脯，向办公室迈步前进，继续工作，仿佛肩上的责任又重了千斤。

脑外科备忘录

良性脑瘤手术后还要定期复查吗？

　　良性脑瘤患者术后一般也需要进行定期复查。通常良性脑瘤切除手术只要将肿瘤切除完全，大多数患者能达到治愈的目标，术后复发率很低，但复发风险仍然存在，还是要注重进行复查，避免出现没有及时发现肿瘤复发病灶的情况。越早发现肿瘤复发，越好处理，治疗效果也越好。

几番挣扎，春寒料峭

　　段锦是村里煤矿的会计，平时为人胆小怕事，有一个 7 岁的女儿。孩子最近老不吃饭，还总吐，吃啥吐啥，后来开始头痛，到庄上和镇里看过病、开了药，都不见效。

　　在进城务工的亲戚建议之下，段锦买上了北上的火车票，带女儿来北京看病。路上孩子又吐了，还是不吃饭，一直喊头痛。火车上的人告诉他，孩子头痛肯定是脑袋生病了，要去北京天坛医院，那里是专门看脑袋的。

　　赶到天坛西里 6 号的天坛医院，挂号、做 CT 和 MRI 检查，这下发现问题了，孩子长了个脑瘤，还伴有严重的脑积水。于是紧急收入院，先行缓解脑积水。

接诊的年轻医生拿着 CT 向主任汇报患者的病情之后，主任斩钉截铁地说："今晚就做脑室腹腔分流手术，告诉家属，术后眼睛有可能会瞎的。"

"是分流后视力下降吗？"年轻医生问科主任。

"可能变成瞎子。"科主任无奈地说。

"为什么呢？"年轻医生继续问。

"你自己想想，压迫时间长了就压坏了！"主任瞪着眼睛说。

"孩子家长，你姑娘做完分流手术眼睛可能失明，要做好心理准备，能接受吗？"年轻医生问道。

"能，都能接受！只要能保住她的命就行。"段锦说道。

姑娘剃了个小光头，自己走进了手术室，在门口扭过头来说："爸，我头疼。"

"孩子，做完就好了，爸在外面等着你。"段锦故作轻松地说。

脑室腹腔分流术就是把脑袋里过多的脑脊液通过引流管引到腹腔里面，让网膜吸收脑脊液，目前还没有药物能抑制脑脊液分泌，只有引流这一种方法。

手术顺利进行着，脑室穿刺后脑脊液冒了出来，我赶紧用镊子夹住，连接了分流泵，埋到了后枕部里。

"爸，我头不疼了，就是眼睛有点糊。"术后孩子说道。

"没事，过两天就好了。"段锦拉住孩子的手说。

又过了几天，孩子的眼睛不见好转。

"要准备手术切除脑瘤了，脑瘤可能是恶性的，髓母细胞瘤，手术以后还得放疗，能接受吗？"

"能，啥都不怕！"段锦坚定地说道。

第二次手术又准备进行，科主任亲自出马。

"你看看，这做完脑室腹腔分流手术小脑的压力就低了，咱们做起脑瘤的手术就有条不紊，看病就是这样的，一是一二是二，来不得半点马虎。"显微镜下，主任边做边讲，轻车熟路，做的太多了。肿瘤全切后，孩子恢复挺快，病理结果就是术前判断的髓母细胞瘤。

"主任，孩子下一步咋办？"年轻医生问。

"放疗，一定放疗，你联系一下放疗科的医生。"主任说道。

术后放疗加上化疗，孩子受了不少罪，在北京待了三个月，治疗终于结束了，段锦带着几乎失明的孩子回了家。因为孩子的眼睛不好，段锦给她安排进了城里的盲人学校。

"爸，你看我这脑袋上咋有一个包？"十年后的某一天，段锦的女儿问道。

"你是不是磕哪了？以后小心点。"段锦回答。

"爸，你看我头上的包咋越来越大呀？"又过了半年，女儿的话引起了段锦的注意。段锦摸了摸，感觉这个包有点硬，圆乎乎的。

北京，十年的光阴飞逝，原先那个戴眼镜的年轻医生已经晋升为主治医生。医生摸了摸段锦女儿后脑勺的包，感觉是头皮下的，没有活动度，也没有压痛。

"患者既往有髓母细胞瘤病史，难到肿瘤细胞转移到头皮下了？"医生将这病例提交了组内讨论。

"我觉得是个脂肪瘤，容易长大。"

"不管是哪种，还是切掉之后做病理检查最好"。

几位医生激烈地讨论着。最后医生和患者家属还是选择了手术，切除头皮肿物。

于是，段锦的女儿第三次走进了天坛医院的手术室。术中先做一字形切口，切开后发现完全是颅骨外的一个病灶，形状像"蘑菇"，韧韧的感觉，病灶与颅骨粘连在了一起。完整切除后，缝合，手术用时一小时。术后伤口愈合顺利，病理结果是黏液纤维肉瘤，一种十分罕见的恶性肿瘤，医生们纷纷咋舌，百思不得其解，向病理科求证，病理科教授霸气地回答："临床上稀奇古怪的病多着呢，啥都有可能，罕见病也是病，是病就有可能发生。"

得知情况的段锦拍着自己脑袋哭着说："我咋这么倒霉，我闺女的命咋就这么苦啊。"

出院 3 个月后，段锦女儿头上的包又长了起来。段锦带着孩子又一次来到了北京求医。神经外科、肿瘤科、皮肤科、整形科的医生在一起会诊。

"实在不行的话，把这块头皮切掉，把底下的颅骨也切了，然后把其他地方的皮肤转过来，这是目前比较好的方法了。"医生把会诊结果告诉段锦。段锦一听站都站不住了，他从未想到人的颅骨还能切掉，没有选择继续治疗，带着孩子又回到了老家。

女儿头上的包还在越长越大，已经快长成"西红柿"大小了，用手一摸还会"流水"。段锦不得已又带着孩子回到了北京，心想看来不切头皮不行了，咬着牙也得切了。

第四次手术中，切除了头皮，也把病变周围 3cm 的颅骨切掉了，再把腿上的一大块皮肤移植过来。术后伤口逐渐长好了，后脑勺的头皮白白的，没有长出头发。段锦的女儿眼睛不好看不到，只是老拿手摸着光溜溜的头皮。没过几天，摸头皮的时候好像有个"绿豆"，再后来是"花生"，然后是"核桃"……原来松松的植皮，现在鼓鼓囊囊的。段锦每天看着女儿头上的包，毫无办法，只能眼睁睁看着它长大，长到破溃。

 脑外科备忘录

髓母细胞瘤有哪些临床表现？

髓母细胞瘤是恶性程度最高的胶质瘤，主要发生于 14 岁以下的儿童，20 岁以上的患者非常少见。髓母细胞瘤占儿童神经胶质瘤的 10.7%，恶性程度高、肿瘤生长快、病程短，主要表现为颅内压增高症状（头痛、恶心、频繁呕吐等）和小脑相关症状（走路及站立不稳、身体平衡障碍等）。

第 5 章　遇见彩虹

在天坛医院神经外科的病房里，女知青讲述着她的故事，旁边围着一群医生、护士，80 后、90 后仿佛也慢慢走进了她的青春……

亦患亦友，亦医亦友。

信任，铸就了医患间的情感。

我们的感情是共同的对垒，之于脑瘤。

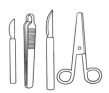

清明观月，阴晴别离

清明节赶上不值班，老婆问回老家不，我说"能抢到票咱就回。"幸运的是，抢到了票，来了一场说走就走的清明之旅。

清明节，顾名思义，是祭奠先人的节日。儿子一大早上说了一句："祝妈妈清明节快乐！"把大家都逗乐了。看着孩子纯净的笑脸，感到超级幸福，在这温馨的氛围，很难将自己与染血的场景相联系，但那确实是我的工作，一名神经外科医生难免要与"血雨腥风"面对面。

4个月的脑外伤病房工作结束了，我可以自豪地告诉别人："我救活了两名双瞳散大的患者。"双瞳散大在临床工作中几乎意味着患者的死亡。去年的12月31日和3月31日，我从死神手里夺回了两条生命，但在这四个月里，也有生命逝去的瞬间。

急诊抢救室

我打开了急诊抢救室的门，同时看了一下监护仪，貌似患者的生命体征还行，取出手电筒查看患者瞳孔，双瞳大了！

"马上气管插管，立即送手术室。备血了吗？术前检查做了吗？家属呢？"我把这些话在几秒内全部喊出。

"病人伤得很重，随时会死亡，有可能下不了手术台，你们愿意试一下吗？"我提高音量问伤者家属。

这时的家属有点懵了，但是很快就反应过来，急切地说：

"医生，我们愿意，救救我父亲吧！"

从急诊到手术室的路上，有一群"白衣"飞奔着将病人推向手术室。开颅手术、气管切开术，一次一次的操作只为保住伤者的生命。术后一个月，当患者可以轻轻握住家属的手时，作为医生的自豪感不由得从内心迸发。

ICU 门外

当我看到这个病人时，他缠着满头的纱布，纱布已经被鲜血浸透。他是被急诊直接送来 ICU 的。CT 提示开放性脑外伤，需要手术台，但纱布褪去伤口是怎样的，我心里真的没有底。会有头皮缺损，伤口缝不上吗？会有脑组织外溢吗？

"怎么受的伤？"我问道。

患者的工友说："他在传送带前面工作，摔倒之后他的脑袋撞到了两个金属支架上。"

"什么时候受的伤？"我又问。

"大概上午 9—10 点吧。"患者的工友回答。

就是这么短短的一个时间点，没想到与患者未来的悲剧会有关系。

用刀片把包扎的纱布一层一层划开，终于开到了右侧 Z 字形的伤口，碎头发浸润在帽状筋膜下，有些还粘在黏黏的筋膜里，必须将其一根一根拣出来。我猫着腰，极其困难地缝合了右侧裂伤的头皮，并放置了皮下引流管。

再打开左侧的伤口，从头皮外已经可以看到脑组织了。麻醉师带教的规培生是个小姑娘，看到这样的场景一下子就受不了了。

面对这样的脑外创伤，如何处理将是一个挑战。我延长了原本的伤口，可以看到裸露的颞浅动脉，好在它没破裂。如果颞浅动脉破裂了，可能还没有送到医院人就已经不行了。颞骨粉碎性骨折，嵌入脑子里面了，我用铣刀一点一点铣碎了骨头，然后将其取出来。我知道，稍有不慎就会出现颞底血管或乙状窦的致命性出血，这些危险对于我这样的"老大夫"应该是可以控制的，我给自己打气。手术在有条不紊地进行，手术做到这时，我的心情稍稍舒畅一些，紧皱的眉头也疏解了。

"郝医生，这病人痰太多了，气管里还能吸出菜叶来，误吸太严重了！"麻醉师提醒我。

手术很快结束了，麻醉师的提醒被淹没在手术成功的氛围中。

术后第 1 天，患者带着气管插管，可以自己挥手向大家打招呼，这样的术后状态，医生们非常高兴，似乎康复出院只是时间问题。

术后第 2 天，胸片提示患者双肺感染，升级了抗生素，他的血氧饱和度情况还好（血氧饱和度，指血液中的氧合血红蛋白容量占全部血红蛋白容量的百分比，是评估呼吸循环功能的常用指标），看似平稳的趋势，实则危机重重。

术后第 4 天，患者的血氧不好，胸片提示有肺实性变（重症肺部炎症的表现）。对患者进行了多学科会诊，并用呼吸机辅助通气。呼吸机辅助通气是脑外伤患者的法宝，通过这样的支持疗法大多数患者能够化险为夷。并且，准备在下周一做气管镜探查，看看左肺实变的原因。

术后第 5 天，患者出现了血压不稳定的情况，血氧饱和度也继续下降，转入了 ICU 继续治疗。如果病情还是不见好，呼吸机条件继续提高，那就进行肺部灌洗，这办法应该能帮助病人的，我在心里想着。

"血压测不出，心跳没有了，马上心肺复苏术，抢救车推来！"高亢的声音在 ICU 里响起。

我还没有从后续治疗计划的思考中回过神来，抢救就已经开始了。ICU 的门外，家属对患者的健康仍充满着希望，他们还不知道抢救已经开始了。

"电除颤，再次除颤！"室颤被电击复律。

疲惫地摘下口罩，打开 ICU 的大门，我把刚才的抢救情形跟家属说明了一下，患者的妻子似乎还不太了解这意味着什么。

尽管脑外伤的手术很成功，但是误吸（由于意识障碍、剧烈咳嗽等原因，腹内压、胃内压增高，导致胃内容物逆流进入咽喉腔及气管和肺内，造成堵塞及感染）最终还是夺去了这名患者的生命。

生与死的故事中，充满了医生、患者和家属的无奈。后来我常告诉我的学生，不管结局如何，面对每一名患者，我们都要做到尽心尽力，问心无愧。

脑外科备忘录

什么是开颅手术？

开颅手术主要针对脑肿瘤、脑出血、脑积水等颅内病变进行的手术操作。根据不同病变位置，要选择不同开颅方式。对于严重脑外伤的患者，可能需行标准去骨瓣减压手术与颅内血肿清除；对于脑积水患者，可能需进行脑室－腹腔分流术。针对不同的疾病，手术方案不同。

见微知著，按图索骥

每年 2 月的最后一天是"世界罕见病日"，2020 年的这一天又是非常特殊的，不仅因为它处于闰月，更重要的是此时的新冠肺炎疫情正侵扰着世界。许许多多白衣天使正奋战在武汉，我也坚守在北京的病房。疫情平稳之后，人们又回归了平静的生活。罕见病群体是尤其需要关爱的，我们不愿意看到由于疫情的影响而让 2020 年的罕见病日就此"滑过"。

皎洁的月光洒在地上，初春的空气依旧清冷，我在小区里慢跑，虽然速度慢，但是贵在坚持，就像为许许多多医学同道为攻克罕见病所做的努力一样。这时脑海里回响起了周杰伦的一首励志歌曲《蜗牛》。

还记得 4 年前的今天，在大洋彼岸的美国国立卫生研究院（NIH）举办的罕见病日活动。患者们走进 NIH 的大礼堂，跟医生、研究者、药物研发人员和慈善机构代表等相关人员共同为罕见病的诊疗出谋划策。

在罕见病日到来的前两周，我就开始进行文章的构思，但是一直没有合适的内容在脑子里出现，无病呻吟我是无法实现的，我是医生，不是某些小说作者。

昨天早上在值班室醒来，我突然想起了一名患者，我赶忙起床翻开了患者的病历，"多发骨软骨瘤"进入了我的视野，让我眼前一亮。是奥利综合征（Ollier syndrome），伴发胶质瘤的奥利综合征！跟马富西综合征（Maffucci syndrome）类似，都是散发的 IDH（异柠檬酸脱氢酶）基因突变导致的基因病。我检索了一下发现，伴发胶质瘤的奥利综合征全世界只有大约 20 例。我想当我把这个答案告诉患者和家属时，他们应该是欣慰的，困扰患者多年的疾病终于找到了原因。

这个病例的发现得益于天坛医院严谨规范的病历记录，病情溯源时就有了可靠的依据。我知道有些住院医师是"不屑"书写详细病历的，他们关注"高大上"的东西；但是如果没有日常的这些小事情，怎么去发现身边的罕见病例呢？罕见病的发现，就像珍海拾贝，俯下身子，才有可能发现美丽的贝壳。我越来越觉得，我的使命不仅在于自己能亲手治疗多少患者，更在于如何告诉医学生如何去面对未来、如何去关爱患者，也包括如何去关注罕见病。

在对罕见病的探索中一路走来，感谢张主任的支持，感谢庄老师和冯老师的支持，我遇到的每一个罕见病病例都与他们进行讨论，成人老化病、马富西综合征等罕见病的相关研究都离不开他们的帮助。

当我读斯蒂夫写的 *If You Love Me，Take Me Now* 时，想到在他脑子里的室管膜瘤居然被美国医生认为是罕见病。如果这样，神经外科除了胶质瘤、脑膜瘤、垂体瘤和神经鞘瘤外，其余岂不是都成了罕见病？我们的任务太重了！然而情况确实如此，目前除了胶质瘤有标准治疗外，其他的脑瘤复发后都没有统一标准化的治疗——未来的路还有很长。

夜晚很快会过去，明天太阳依然会升起，如何《活出生命的意义》（弗兰克尔著）值得思考。关注罕见病，对罕见病患者伸出援助之手，是医务工作者的职责所在，也是社会各界值得关注的事情。

 脑外科备忘录

脑肿瘤会遗传吗？

可遗传的脑肿瘤种类相对较少，其中比较常见的有神经纤维瘤病、von Hippel-Lindau 综合征等。此类脑肿瘤是以常染色体显性遗传方式进行遗传的，也就是说患者会把疾病遗传给自己的子女。其发病机制在于患者特定的基因位点发生突变，并以遗传的方式遗

传给子女，子女相应的基因位点也会发生突变，从而
诱发相应的脑肿瘤。其他绝大部分脑肿瘤都是不会遗
传的。

扑朔迷离，医患煎熬

转眼就快过年了，候机的时候我回忆起去年收治的一个复
杂病例。复杂的原因是治疗过程整整持续了 3 个月。

类似这样的病例以后还会遇上，但患者是否还会像丽丽
（这名患者）一样信任我，就不得而知了。正是这种信任让我
放手一搏，我们也经历了一些痛苦，但更多的是经验的积累。
用一句当下比较时髦的话讲："这是复杂脑脊液管理的一个成
功案例。"

患者在孩子高考之前找到了高主任，高主任对患者讲：
"你们别着急，等孩子高考完了，踏踏实实来看病，这个病可
不小。"事实也正如高主任的预测，治疗从 7 月初一直到 9 月
底才结束。

额部的大胶质瘤，做完手术后患者出现了顽固性皮下积
液，做了皮下引流、腰大池引流。患者出院不久后又再次急
诊住院，做了清创缝合术。

第三次住院治疗期间，丽丽还在发热，她的体温比前些日

子要稍低些。之前她发生了持续的高热，大概有 3 周，我也在这 3 周里，过着痛苦煎熬的日子。

有时候，护士会把电话打到手术室来告诉我丽丽又发热了，后来只要手术室的电话一响，我就害怕是病房打来告诉我丽丽发热的事情。就像原来在外伤病房，午夜里突然响起刺耳的电话铃声，总是令我"毛骨悚然"，我知道这是告知我又要来外伤患者了。有时候，医生内心其实也是很脆弱的。

那几天下手术后，我都会不自觉地走到护士站，静静地在值班的护士的身后停留一会。如果丽丽发热，她们一定会第一时间告诉我："你的丽丽体温又高了！"

我曾想过逃避，如果能把丽丽让其他医生帮我管一下就好了，但又不能也不该逃避。我知道，作为一名医生，肯定会遇到各种棘手的病例，即使没有丽丽，还有其他患者，这就是医生每天要面临的挑战。

丽丽的老公叫赵宁，他穿一件黑色的圆领 T 恤，看得出这个 T 恤他已经穿了很长时间，每次当这个身穿黑色 T 恤的中年男人站在我面前的时候，我总会感到无形的压力，虽然丽丽和她老公人都很好，他们也没有给我来自言语的压力，但作为医者，我自己内心的压力却是无法释然的。希望丽丽能早日康复出院，我内心的石头也能早日卸下。

今天早上查房，看患者皮下积液还在，于是给她做了皮下穿刺引流，希望皮下积液能得到控制，好在她的体温还算稳定。

今天一天丽丽的体温正常，引流脑脊液约 40ml，但还是有些浑浊，我知道浑浊不是好预兆。

2019 年 8 月 19 日，皮下积液已经连续几天都没有了，中午拔除了皮下引流管。患者跟我说她很感恩遇到我，其实我还是捏了一把汗的，希望一切平安吧！

2019 年 8 月 20 日，我刚下手术就听说丽丽的皮下积液又多起来的消息，需要准备腰大池引流了。

2019 年 8 月 31 日，丽丽出院了，一切平稳。

2019 年 9 月 3 日，丽丽的老公在早上 6 点给我打电话："郝大夫，实在不好意思又打扰你，丽丽又发热了。"当天早上 7 点半，我给丽丽做了腰穿，化验结果显示白细胞很高。炎症复燃了，第三次急诊入院。

2019 年 9 月 12 日，在科室内的病例讨论会上，拟定了进行去骨瓣减压术，硬膜开放的治疗方案。希望一切平安，丽丽加油！

2019 年 9 月 26 日，持续引流中，今天伤口漏液，于是将引流备线打上。

2019 年 9 月 29 日，丽丽终于又可以出院了。出院后，丽丽接受了放疗，好在没有出现我担心的脑积水问题。元旦前丽丽来探望我们，我们和丽丽合影，留下了宝贵的瞬间。

2022 年春节，丽丽打电话给我"郝大夫，祝您新年快乐，能听到我们这里的鞭炮声吗，欢迎您来雪乡做客"。

脑外科备忘录

脑瘤的放疗方式有哪些？

目前放疗主要包含常规调强放疗和立体定向放疗两种方式，需要根据不同类型脑瘤对于放疗射线的敏感度选择合适的方式。其中常规调强放疗主要是针对恶性肿瘤术后的补充治疗，而立体定向放疗主要被用于治疗肿瘤直径小于 3 厘米且患者年龄在 3 岁以上的病例。

罕见脑瘤，木本水源

今天在出版社开了一天的会，一群医生座谈，探讨如何让医学科普作品更有温度。倍感使命重大，我个人的力量微不足道，但想到浩瀚星空中不就是由点点星光照亮的吗？顿时有些释然了。

陆医生开玩笑似地说："现在医院考核的都是论文和课题，像我们这样写科普文章的人在医院似乎是很另类、很孤独的群体。"

毕老师说道："既然选择了这条路，注定孤独，没有为什么，因为人是追求意义的动物。"毕老师的话一下子把医学科普写作又提升到了一个新的层面，我也感到热血澎湃，决心继续追求作为一名医生的意义。

　　医生每天都很忙，如何找到时间来写作是个问题。谭老师说他是在坐飞机或火车的时候进行创作，这两年由于新冠肺炎疫情的缘故，很少出差，于是科普创作的时间也就少了，因为只要孩子一回家，根本就不能用电脑。也有人说是睡前写，但感觉越写越精神，然后会失眠的；而我是在写科研论文的间歇进行随笔。

　　每到世界罕见病日我都会写点东西出来，就像学生交作业一样。儿子在玩手里的玩具，我一打开电脑，他马上就跑过来玩起了键盘，小小的"一指禅"在键盘上点来点去，我争抢不过。

　　"你能去楼下车里把我的包拿上来吗？"冯老师（我妻子）不合时宜地发布了命令。我心想孩子我斗争不过，大人我还是敢抗争一下的。

　　"早干嘛去了！"我将孩子的玩具重重地扔进了盒子里。我为什么发了脾气？我也控制不住，可能是要交作业了又没法写，着急了。

　　"发这么大的火干啥？我自己去取，不劳您大驾了。"冯老师穿上衣服下了楼。

　　"妈妈，我也要去。"儿子小小年纪就很会察言观色，一看气氛不对，马上要离开我这个凶巴巴的人。

　　这几年，大家对罕见病的重视越来越多了，2015 年之前，网络、自媒体等还很少，现在"抖音"上、视频号里、微博上、朋友圈中，关于罕见病的科普铺天盖地。也就是几年的光景，媒体的力量助推了大众对罕见病的认识。一个"冰桶挑战"，让渐冻症走进了大家的视线，我相信自媒体在罕见病的宣传方面能起到更重要的作用。

医疗中心的"虹吸效应"使许多疑难杂症都到北京、上海、广州等中心城市的知名医院里。当"大医院"里罕见病变成了常见病，大家对于某种罕见病习以为常时，对罕见病的热情会不会下降呢？这就像在海边偶尔捡到一个贝壳，那是一份惊喜；如果在海滩上左边一个好看的贝壳，右边又是一个贝壳，会不会产生"审美疲劳"？

在天坛医院这样的知名脑瘤治疗中心，2 型神经纤维瘤病（双侧听神经瘤、多发脑膜瘤等表现）和 von Hippel-Lindau（VHL）综合征（多发血管母细胞瘤、胰腺囊肿、肾透明细胞癌等表现）这些罕见病变成了常见病，每个病房都会接诊这样的患者，疾病一点不罕见。曾有一例双侧基底节钙化的患者，孙主任一眼就认出是 Fahr 病（特发性基底核钙化症），纵然伴发了脑脓肿，也是 Fahr 病的底子。周五门诊有一名小脑巨大占位的患者，我看到 MRI 图像上明显的纹路，就想到了小脑发育不良性神经节细胞瘤的"虎纹征"。一眼，只需要一眼，训练有素的医生便能认出大多数的罕见病，罕见病被摘掉了面纱。

大家似乎习惯了这些不再是陌生的罕见病，而长时间以来在治疗方面没有太大的突破，以至于渐渐失去了对罕见病的热情。如何把某一罕见疾病从发现带向治愈，这才是真正的目的。

　　罕见病大都是以第一个报道者的名字来命名的。要是有一个以自己名字命名的疾病，那该多厉害呢！讲一讲 Pacak-Zhuang 综合征的故事。Zhuang，就是庄正平教授，就职于美国国立卫生研究院（NIH）癌症研究所，是我的引路老师和朋友。他一直关注缺血诱导因子（HIF）领域，我们的相识也是因为都对罕见病感兴趣。我们在厦门第一次见面之后，关于罕见病方面的探讨变得常态化。他告诉我，为了研究血管母细胞瘤，他到美国研究所的脑组织病理库里，把几十年前的病例拿出来，重新取标本研究。VHL 基因突变后，HIF（缺氧诱导因子）表达升高，从而引发一系列的疾病，在神经外科领域主要是多发血管母细胞瘤，另外一种是颈静脉孔的球瘤和椎管内的副神经节瘤。每次讲到 HIF，庄老师都滔滔不绝。多发的副神经节瘤患者还会伴发红细胞增多症，2012 年庄老师在《新英格兰杂志》（*New Engl J Med*，国际知名医学期刊）介绍了这个综合征，2013 年 Pacak 在《临床肿瘤杂志》（*J Clin Oncol*，国际知名医学期刊）也报道了这个综合征，于是这个综合征就用他们的名字进行了命名。这个综合征该如何治疗，目前还是未解的困惑。既然在这个疾病里 HIF 高表达，是不是可以用相应的抑制药进行靶向治疗呢？ 2022 年 Mark 教授给庄老师打来了电话："祝贺你，你的疾病可以治疗了。"庄老师在得知情况后，急忙查看了在《新英格兰杂志》

上新发表的用 Belzutifan（一种治疗癌症的靶向药物）成功治疗 Pacak-Zhuang 综合征的论文。从发现到治疗用了 10 年，仅仅是 10 年时间，这将会为众多患者带来福音。

对于罕见病，从发现到治疗是非常不容易的一步。尽管如此，该做的工作还要努力，不必彷徨。2022 年 5 月，天坛医院也迎来第一次关于罕见脑瘤的会议，期待思想碰撞的"火花"，为了罕见病群体，共同努力吧，加油！

 脑外科备忘录

什么是神经纤维瘤病？

神经纤维瘤病是一种常染色体显性遗传病，临床上把神经纤维瘤病分为两种类型。第一种是神经纤维瘤病 1 型，患者主要表现为多发的神经纤维瘤，伴有广泛分布的咖啡斑，可伴有神经系统损害；第二种是神经纤维瘤病 2 型，患者的特征性表现为双侧的听神经瘤。

因为罕见，心驰神往

《奇迹病房》讲述了小男孩路易发生车祸导致脑外伤后，他作为职场女强人的单亲妈妈对自己没有好好看护孩子懊悔不已，偶尔翻到了孩子房间里的愿望日记，为了救赎自己的灵魂，开始按照孩子的愿望单一一去兑现的故事。

其实天坛医院的神经外科病房也可以算是"奇迹医院"了。在连续 8 天的长工作日后，我回忆并记录了以下几个场景。

周日的急诊

"郝大夫，昨天收治的小脑肿瘤患者，早上还吃饭呢，突然每分钟呼吸就只有 8 次了！"值班医生打电话给我。

"马上联系手术室，准备急诊手术吧。"还在 ICU 查房的我心里咯噔一下，随即马上做出了决定。小脑肿瘤、梗阻性脑积水、枕骨大孔疝，一连串的病理过程出现在了脑海里，不能等，也不敢等了。

床旁看到患者意识蒙眬，能唤醒。我的心稍微松了一下，但是人命关天的事，丝毫不敢懈怠。

"赶紧完善术前检查吧，甘露醇加量。"我说道。

手术从傍晚开始，一直持续到凌晨，在显微镜下一点一点地剥离、止血，如同"和田大枣"般大小的肿瘤最终被取了出来，五个半小时的手术顺利完成。

术后谈话，一群家属围着我。"我们已经尽了自己最大的努力，但并不是每位患者都能康复，希望奇迹发生。"我坦然地告诉他们。

几小时滴水未进，虽然好久没有喝可乐了（怕增加腰围），但是这时也许唯有冰镇可乐可以迅速缓解喉咙的干涩。去年在颅脑创伤病房工作，同事们常说："大家不知道我们这里工作有多累，一天连一口水都喝不上，下班就想喝点冰镇可乐。"我出科室时为他们订购了 10 箱可乐，以此慰藉。

清晨 6 点，我睡不着了，走过连廊，迎着朝阳，踱步到 ICU 探望患者。一切安好，想起了美剧 *Monday Morning*。周一你好，我的一周工作从周日已经开始了。

周一门诊的患者家属

"郝大夫，我们又来找您了。上周您给我们安排的会诊和检查都做了，就等着住院了，可是孩子的情况一天不如一天，昨天插上了鼻饲（用特制的胃管经鼻腔插至胃并灌入流食，用于不能进食的危重病人）。"女家属说道。

我认出了这位患者家属，轮椅上坐着的是她罹患脑干胶质瘤的女儿。

"孩子前两天说头痛，我还以为她是偷懒不想学习，我还打了她，后来眼睛歪了，赶快到医院看病，发现了脑瘤，马上就来北京了，我现在特别后悔打了孩子。"妈妈哭泣着说道。

"我们病房不治疗这个疾病，但我帮您打个电话给我同事问下情况。"于是我给脑干肿瘤专业病房的同事打去了电话之后，将结果告诉了家属，并且把疾病的预后又分析了一下，毕竟我能做的有限。

临别时患儿的父母一同给我深鞠一躬。"郝大夫，谢谢您了，我们知道了。"女孩的家属说道。

是感谢我打电话问询？是感谢我的解释？还是对疾病有了

深刻的认识后绝望的下跪？其中滋味不得而知。

忙碌的周六

"郝大夫，19 床患者可能喘了。"值班护士呼唤我。

"患者仰卧，血压高压（收缩压）180mmHg，低压（舒张压）120mmHg，心率 150 次 / 分，呼吸 36 次 / 分，呼唤不醒。"电话里继续传来了护士的声音。

这是一位 70 多岁的脑转移瘤患者，早上还能睁眼的。于是，紧急请内科会诊。

"平喘呀！血压高，心率快，赶紧给药！"内科医生说道。

先用上治疗哮喘的药，早上患者血压不高，目前的高血压是继发的，心率快也是继发的。降了心率，万一血压顶不住咋办？老年人代偿能力差，需要更谨慎，我在脑海中思索着治疗方案。

"哮喘好多了。"护士说道。

"血压降下来，降压药就不给了吧？"半小时后，护士又问道。

"老爷子醒了！"中午之前，从护士那里传来了对这一上午忙碌的最大褒奖。

敏感的手

今天手术的器械护士是规培生，之前与我们已经合作了一段时间，彼此已经熟识。

"姑娘，你传剪刀的时候能慢点不？我可怕夹了我的手啊。"我说道。

护士似乎没太听明白我说的话。神经外科医生的手特别敏感，显微操作时间长了，手掌虎口和食指指腹等部位特别敏感，器械护士传递器械稍微重一点都会让医生感到"不习惯"。这与普外科医生和骨科医生是完全不同的。做神经外科手术的手，比绣花还要灵巧，却像嘴唇一样敏感，这有点难以理解，然而这就是真实的脑外科医生创造奇迹的手。其实，平时我们不喜欢跟别人握手，这也是神经外科医生的一个秘密。

读书的豆豆

周日查房时，惊喜地发现，豆豆居然在读书，这才术后第3天啊。看着他面带微笑，我心里挺高兴的，首先是季教授的手术做得好，好到患者第3天就能微笑着读书了，这不就是奇迹吗？我悄悄照一张相片，感慨着疾病除了临床治愈，还有精神治愈。

每天奇迹病房的故事都在继续……

 脑外科备忘录

什么是弥漫性内生型脑桥胶质瘤？

弥漫性内生型脑桥胶质瘤是位于脑干中的一种致命性肿瘤，常见于儿童，病因未明。患儿可能会出现四肢无力、笨拙、肢体不协调、行走站立困难、失去平衡的症状，也可能会出现头晕、呕吐、咀嚼和吞咽障碍、眼睑运动和面部表情无法控制、意识模糊的症状。

漫漫长夜，旭日初升

"我的双眼不知从什么时候开始模糊，眼前开始发黑，也许是上天让我不去理睬世间的混沌，眼不见心不烦"，张大姐沉闷的跟我讲到。

张大姐是一位坐在轮椅上戴着厚厚眼镜的老人，我并不知道她为什么坐着轮椅来就诊，心想也许是脑瘤的原因。短暂的门诊时间后，得知她有脊椎外伤史，这次确诊的是鞍膈脑膜瘤，然后就是住院手术。

其实，我不喜欢门诊的时间，因为要在短短 3 个多小时里，完成将近 20 个患者的诊疗过程，诊室里打印机还经常"偷懒"，以至于我要去敲打它才"听话"。据说，话多伤身，但是门诊就是要不停地说话，一上午头都抬不起来地问诊、记录，然后决定初步的诊疗方案。早上不敢喝水，因为连上厕所的时间都很宝贵，中午 12 点多，终于结束了门诊。

再次见到张大姐的时候已经是 1 个月之后了，坐着轮椅的

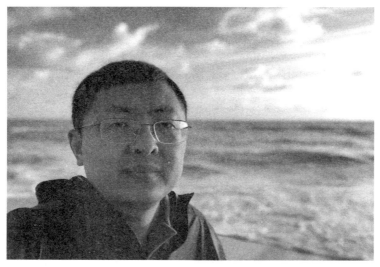

医生与海边日出

她怀里堆放着脸盆、毛巾，笑眯眯地看着我，尽管我在她眼中仅仅是一个黑黢黢的影子而已，我戴眼镜与否，是柔美还是彪悍，她的眼睛都看不清，北京同仁医院眼科的就诊记录中写着："视力 33cm 数指"，也就是说张大姐仅仅能看到半米不到的范围。

飞来横祸：女知青的梦魇

问到她脊椎受伤的情况，张大姐哀叹了一声，不愿意回忆年轻时的那场飞来横祸。

时光回到了知青下乡的炙热年代。响应号召，知识青年下乡去，背着行李，站在东风汽车的车厢里，30 个知青要到苗庄村去下乡，红围巾围在女生的脖子上，再戴上"火车头帽"，学生的装备很是精良，可对于要去的是怎么样一个地方，他们全然未知。

到了苗庄村之后，村民们热情接待了来自城里的知青们。欢迎仪式过后，知识青年开始了体验生活。知青们接到的任务是打通大山的阻碍，修建一条出山的公路。先是炸山，然后是将炸出的凹凸不平的石路凿平。看似简单的工作，对于城里的知青们来说真是困难的，需要有很大力气。

我现在才知道为什么科室里的老主任们（首席专家团）可以很短时间将后颅窝的骨头"咬掉"（借助于器械切除），而我却不能，因为主任们的手劲都很大，他们几乎年轻时都干过真正的力气活，有的下过煤矿、有的当过纺织工人、有的挖过河道，青春岁月锤炼出了有力量的神经外科老一代专家们。

那是一个晴朗的日子，张大姐正埋头干活。"小张，小心！小心！"远处的同学大喊着，但为时已晚，山上的石头滑落了下来，重重砸在了当时刚刚 17 岁的张大姐腰上。等张大姐再醒来的时候，已经是手术后的第 2 天了。腰椎粉碎性骨折、大出血，命保住了，但张大姐残疾了，再也站不起来了。最初几年里，张大姐每日以泪洗面，哭诉未来一片迷茫。

爱的结晶

"到了谈婚论嫁的年龄，谁会娶我这样一个残疾人呢？"张大姐回忆道。后来，张大姐遇见了她的心上人，也是家

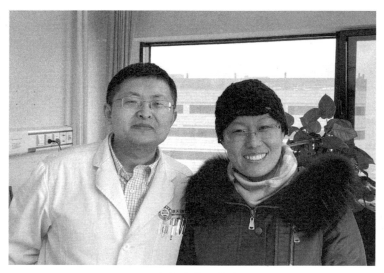

医生与患者的笑容

里的顶梁柱，因为小腿被砸伤后严重感染，最后下肢被截了。两人一见面，相逢恨晚，有说不尽的话，两个人都有知青经历，都因为身体毛病被人"嫌弃"过，彼此终于找到了知音。

有了爱的结晶之后，又遇见了新的问题，如何把孩子顺顺利利生下来。生孩子需要腹部和盆底的肌肉用力才能行，也是一项力气活。然而，张大姐的问题是"无力可用"，腰椎受伤影响了盆底的肌肉，宫缩乏力，自己没劲生孩子，只能剖腹产；那么问题又来了，张大姐有腰伤，腰部无法扎针做麻醉。生孩子不能顺产，剖腹产无法打麻醉，最后做的是局麻，在肚皮上麻醉，生产的疼痛可想而知。

孩子呱呱坠地的那一刻，张大姐觉得这一切都是值得的，但是受的罪真是太大了。

天黑了，天亮了

日子就这样在平凡中度过，陪伴着孩子的成长，自己也慢慢老去。眼睛的问题是每个老人都会遇到的问题。老花眼，不戴老花镜看不清报纸上的字；白内障，看什么东西眼睛都感觉模模糊糊的，晚上不敢出门。张大姐的视力越来越不行了，眯着眼睛勉强能看的稍微清楚些。

"妈妈，咱们去同仁医院查一下吧。"女儿对张大姐说道。

眼科门诊检查，张大姐连视力表里最上面大大的"E"都看不见，医生说："视力 33cm 数指，颞侧偏盲，眼压不高，视乳头水肿，视交叉受到了压迫，考虑颅内占位，脑瘤待排除，先做头部 MRI 检查吧。"

张大姐一听可能是脑瘤，顿时慌了神，这个消息太震惊了。MRI 检查后报告上写着这样几个字："鞍区占位，鞍膈脑膜瘤。"这就有了刚开始患者来天坛医院看病的一幕。

门诊、术前评估、住院、术前准备，在逐项推进。在术前讨论会上，高主任说："我当过知青，太了解这一代人的不容易了。为患者以后的生活，我们一定要保住她残存的视力，还争取让她重建光明，要让她享受到属于现在这个时代的幸福生活。"

困难摆在了面前。首先，肿瘤和视神经到底会不会长在了一起，肿瘤的质地是软还是硬，这些都是未知数；其次，左眼几乎失明，选择左侧入路还是从右侧入路，这是个重要的问题；再者，基底动脉分支会不会是肿瘤的供血血管，术中一旦破裂，止血非常困难。手术稍有不慎就会导致患者永久失明，万一动脉出血就不是失明的问题了，是会要命的。保视力和保命，统一在了一起。

手术按计划进行，把额骨的一部分骨头打开，"柔性牵拉"技术，在不用脑板牵拉大脑的状态下切除肿瘤。显微镜下一点一点分开侧裂，暴露出视交叉的间隙之后，马上就发现了肿瘤，红扑扑的肿瘤将左右两侧的视神经和视交叉都压的变了形，"罪魁祸首"找到了。一点一点将肿瘤剥离、切除出来，就在视神经和视神经之间，先是看到小米粒大小的肿瘤，然后是绿豆大小，最后是半个花生米大小。肿瘤切除后，失去了压迫的视神经显得"很舒服"一般。术后，张大姐转入了ICU。

我背上包准备下班回家，走到电梯口又返回了ICU。当医生的时间越长，越来越放心不下，不亲眼看看就睡不了个安稳觉。张大姐看起来弱弱的，也许是半辈子的艰辛被解除压迫后的松弛。

"张大姐，现在感觉眼睛视力咋样？"，我凑到患者耳旁问道。

她还并不能回答，于是我取出小型手电筒检查她的瞳孔，对光反应良好。

在接下来忙碌的日子里，通过术后的 MRI 检查得知手术将病灶切除的非常干净。术后第 3 天，查房时看见张大姐已经能坐起来了，精神头也不错。

"眼睛咋样？"我问到。

"眼睛确实好多了，一睁眼，有种天亮了的感觉"张大姐笑着回答。

天亮了，艰辛的大半生，不幸的经历。天黑了，天又亮了。前些年很火的一部影视剧《血色浪漫》中的剧情出现在我的脑海。

在天坛医院神经外科的病房里，女知青讲述着她的故事，旁边围着一群医生、护士，80 后、90 后仿佛也慢慢走进了她的青春里……

 脑外科备忘录

鞍区肿瘤有哪些类型？

鞍区肿瘤最主要的类型是垂体瘤，还包括颅咽管瘤、脑膜瘤、生殖细胞瘤等，鞍区肿瘤向鞍上进展可压迫视交叉引起视力减退及视野缺损，这常常是鞍区肿瘤患者前来就诊的主要原因，眼底检查可发现原发性视神经萎缩。此外，鞍区肿瘤患者还会有内分泌功能紊乱的表现，如性腺功能低下（男性表现为阳痿、性欲减退；女性表现为月经期延长或闭经）。

孜孜不倦，学而不厌

古人云："授人以鱼，不如授人以渔。"还有句老话说："活到老，学到老。"我还不老，还很年轻，但是在检索文献方面却很"落伍"。10年前我可以熟练地应用PubMed查阅文献。然而，我现在居然不会用PubMed下载文献了（不知如何快速登录），还需要研究生帮我，学习真的是永无止境。

2007年3月，一名来自唐山的年轻患者在天坛医院接受了两次颅底手术，一次颈静脉孔手术和一次垂体瘤手术。当时颈静脉孔区手术的术后诊断是脊索瘤。结合病史，通过检索，考虑这名患者得的是一种叫作马富西综合征的罕见病。患者手部畸形，在给患者做腰穿时发现了患者臀部的海绵状血管瘤，最终确诊。

2009年11月，关于伴发颅内病变的马富西综合征患者的中文研究论文发表。仅仅是病例的介绍，没有病因学研究。我在某个周三的早上，科室病例讨论时做了关于马富西综合征主题的报告。后来，并没有对这种病再进行深入研究，因为那时的全基因组测序、全外显子测序是昂贵的，对于未知，并没有敢想深入研究，现在想起来是后悔不已。

2013年，偶然再次检索马富西综合征的时候，突然注意到2011年有一篇关于马富西综合征的论文发表在了《自然遗传学》（*Nature genetics*，国际知名医学期刊）杂志上，是说IDH1/2突变与马富西综合征和奥利综合征的发病相关。认真看了这篇文章，我的心情很难描述，五味杂陈，既兴奋又懊悔。我马上与美国国立卫生研究院（NIH）的庄教授联系，他建议我继续研究新的未知方向，进而给垂体瘤进行了测序，当时整理收集的伴发马富西综合征的垂体瘤病例一共 11 例，此前并未报道过垂体瘤也有 IDH 的突变，是天坛医院首次发现了马富西综合征的垂体瘤患者有 IDH1 的突变，文章发表在了《神经外科杂志》（*J Neurosurg*，国际知名医学期刊）上。后来等我到 NIH 进修，那里的医学生惊讶地说："原来你就是那个发现垂体瘤有 IDH 突变的医生呀！"我嘿嘿一笑。

2019 年，在天坛医院的新院区我再次遇到了马富西综合征病例，我非常兴奋，就像遇到了多年不见的"朋友"。

有的朋友责问我："人家患者都生病了，你咋还能高兴？"不学医的人无法理解医生的这种感觉，遇到熟悉的老对手的感觉。

2020 年，病房又收治了一位云南的患者，结合病史及一系列检查后诊断为多发骨软骨瘤合并胶质瘤，难道这就是奥利综合征吗？答案是肯定的。这是我第一次遇见了奥利综合征病例，也是第一次遇到了伴发胶质瘤的奥利综合征病例。患者在 IDH 突变背景下发生了胶质瘤，截至目前，这样有基因学研究的病例只报道过 9 例，全部为青年发病，更重要的是其中 23% 的患者是多发胶质瘤。

基于 2007—2020 年的研究，人们发现马富西综合征终于和胶质瘤"坦诚相见"。我们恍然大悟，原来是这样子呀！但如果回到 2007 年，谁又能会将两者联系到一起呢？科学就是这么奇妙。

 脑外科备忘录

什么是 IDH？

IDH 的中文全称为异柠檬酸脱氢酶，其是一种在体内具有脱羧性的重要氧化还原酶，主要分布在肝脏、骨骼肌和肾脏等组织器官中，也是在体内三羧酸循环中主要的限速酶。在胶质瘤患者中，IDH1 或 IDH2 突变的患者往往有更长的生存期。

春华秋实，玉泉月夜

休息日的早上，一场秋雨过后，我静静坐在窗边看书，凉风顺着窗缝钻进来，轻抚着我的背。

北京的秋天很美，郁达夫曾经在《故都的秋》中写道："不逢北国之秋，已将近十余年了。在南方每年到了秋天，总要想起陶然亭的芦花，钓鱼台的柳影，西山的虫唱，玉泉的夜月，潭柘寺的钟声。"在郁达夫的回忆里，即使在战火纷飞的年代，北京的秋依然是那样的静谧。

在回忆里，似乎任何事情都是美妙的，闭上眼睛，回忆春天和夏天，看过繁花，放下蒲扇，迎接秋天的到来。

秋来了，孩子开学了，神兽们回到了校园，恢复了正常的学习，早上 6—7 点的街道上又呈现出一派熙熙攘攘的热闹景象。童真年代的秋，是朗朗的读书声，是课间的追逐，是道一句"老师再见"后马上由谦谦少年变得顽皮捣蛋的孩子们。童年是美好的，不会像大人们那样愁上心头。

秋来了，大孩子们（研究生们）也来到了医院开始了学习之旅。2003 年的秋天，我从太原来到北京读书，面对陌生的城市，稍感彷徨。在秋天的街头漫步，我懂得了奋斗，直至今日。对于秋天来报到的新生，如何面对未来，走好自己未来的路，我想重要的是"勤奋、正直、坚持"三者，即使冬天就在前面，再寒冷的冬天又何妨，冬天来了，春天就不远了，还有老师和同学相伴。

秋来了，秋天是收获的季节。平谷的大桃鼓着胖嘟嘟的腮向人们展示着身姿的丰腴，绝非小家碧玉般的江南气息。纵然都是秋的果实，平谷的大桃和杭州的柿子对比看来，美的不同，肥硕之美与小巧之美。各行各业都有自己的成功，职业不同罢了。每次想到平谷的桃子就让我想到一位平谷的患者——强子，强子的生命可以说是我们从死神手里抢回来的，那一夜一群医生共同奋战着，强子经历了过山车一般起伏的病情变化，命悬一线，我们又何尝不是紧张得不得了，惊魂之夜最终有惊无险，满满的骄傲，医者的自豪。

秋来了，窗外的树叶马上就要开始泛黄，从中间开始，每周都会更多一圈，直到全部变黄，然后开始落叶。叶子在生命的轮回中逐一凋落，植物如此，人也如此。对于那些胶质瘤患者，凋亡来得更早一些，不就像是秋天来时那些比较早泛黄的叶子吗？有些人，生命还有多长的时间；也有些人，生命中还有许多许多的事情未做，但是已经没有时间了。对于医者而言，最无奈的是无论再如何治疗，也不能抚平患者的痛苦。每次在门诊做出的安宁治疗的决定（安宁治疗又称临终关怀或缓和医疗，是姑息治疗的重要组成部分，它不同于常规的医学治疗，而是生命尽头的医疗支持），其实我又何尝不痛苦，可是谁又能阻止秋的脚步呢？

初秋清晨的点点凉意在正午的阳光里消失殆尽。太阳当头的"秋老虎"提醒着人们夏还没有走远，还能到池塘边、小溪里玩耍，揪住夏天的尾巴。待到深秋来临，香山的枫叶红了，人们着上秋装，去层林尽染中，踩着落叶去深秋里体会人生。

春华秋实，周而复始。唯热爱生活，唯拥抱生活，才更能体会幸福。

 脑外科备忘录

什么是大脑？

大脑主要包括左右大脑半球，是中枢神经中最大和最复杂的结构，是调节机体功能的器官，也是意识、精神、语言、学习、记忆和智能等高级神经活动的物质基础。大脑半球表面呈现不同的沟或裂，沟与裂之间隆起的部分称为脑回。大脑半球借沟和裂分为五叶，即额叶、颞叶、顶叶、枕叶和脑岛。

医医不舍，十年重逢

在手术室"浴血奋战"之后回到病房时已是下午4点，经过吃与不吃（午饭）的思想斗争后，决定把中午的盒饭留作晚饭了，实现一次小小的节食运动。正准备回家时，微信群亮了。

"谁的病历还没有提交？赶紧提交了啊！"有人提醒大家。

"马上处理！"一看是我自己的病历，我赶紧回复。因为实在是有些疲倦，几乎是以瘫坐的姿势完成了病历填报。

"郝大夫，您还记得我吗？我是朱 XT 的妈妈。"一个穿着粉色护工服、戴着口罩的大姐走到我跟前。

"不好意思啊，没印象了。"我赶紧坐起来，挺直腰板，可不能让患者家属看见我的瘫坐形象。

"我儿子 10 年前在咱们医院做的手术，是您跟王主任给我们做的，当时放了 8 个动脉瘤夹子，还在孩子身体里埋了根管子（脑脊液引流管）。"她显得有点激动。

"后来您还从美国打电话回来问孩子情况，我特别感谢您！"她又激动地说道。

回想起那年，我去的是一个叫"杜村"的美国乡村，IDH、TERT、PPM1D等著名基因与胶质瘤的故事就发生在那里，当然那个村子还曾经有个有钱人叫作华盛顿·杜克（捐资改建了著名的美国杜克大学）。

"孩子现在咋样？"我收回思绪，可还是没有回想起这名患者，于是只好礼貌地询问。

"孩子现在挺好的，就是他爸总担心他，孩子学了修车，现在跟别人开挖掘机呢。"这位大姐继续说道。

"挺好的，不错"，我客套地回答。

"您忘了？那时候孩子他爸特别倔，不放心，不让孩子出院。去年我看到咱们医院招人，我就报名来了，一直找您，今天终于找到了。"大姐一口气说完，我也突然恢复了对她的印象，就是那个我苦口婆心开导之后还是不愿意出院的那个患者的家属，10年后，又见面了。

10年前，我是一名住院医师，患者的病是额叶巨大脑血管畸形，我和王主任一起手术，用了8个动脉瘤夹，足以说明手术的艰难，再后来患者出现了脑积水。脑积水就是大脑里的脑脊液出现了循环障碍，有的是因为流通不畅通形成了梗阻，还有的是类似"废水处理厂"（蛛网膜颗粒）的部位出现了问题导致脑脊液不能吸收。这名患者的脑积水就是因为吸收出现了问题导致的脑积水。脑子积水后最大的问题就是"不聪明"（有些患者甚至会出现尿裤子的情况）。将脑脊液通过一根管子引流到腹腔里是最经典的治疗方法，而我们对于这名患者也选择了这种治疗方法。

这种分流手术的关键一点就是如何选择控制流水速度的压力阀。压力阀有固定压力和可调节压力两种，压力可以调的这种价格会高些。

还记得，手术时跟护士说一声"抗儿中"管，她就会心领神会地取来一套"抗虹吸 – 儿童 – 中压"分流管。

因为分流有失败的风险，为了给家属省些钱，我建议采用了普通的固定压力分流管。手术顺利完成，分流管的位置近乎完美，只是术后孩子有时会说头痛，家属就不愿意让孩子出院，还想要再恢复恢复。

时过境迁，现在患者已经长大，并且恢复了生活能力，孩子的妈妈在天坛医院找到了新工作。这些不禁让人感叹，世界真是奇妙。

我在患者母亲的脑海里是为他们一家人"省钱"的好医生，虽然这个印象有些古怪，但是真实。还记得，在美国时的一位朋友，他的孩子出生后出现了脑积水，在西海岸的橙县著名儿童医院（Children's Hospital of Orange County，全美知名儿科医院）做了脑室 – 腹腔分流手术。术前医生拍着朋友的肩膀说："放心吧，我们会成为一辈子的朋友。"术后一张约80万人民币的账单寄给了朋友。

我也想跟患者成为一辈子的朋友，但问治疗，无关花费，我更想成为一名在患者的印象里会为他们"省钱"的好医生。

脑外科备忘录

什么是脑积水？

　　脑积水多见于各种颅脑外伤后、蛛网膜下腔出血后或颅内肿物患者，脑脊液吸收障碍、循环受阻或分泌过多均会导致脑室系统进行性扩张和（或）蛛网膜下腔扩张，按压力可分为高颅压性脑积水和正常颅压脑积水，根据脑脊液动力学可分为交通性脑积水和梗阻性脑积水。早期 CT 表现为脑室系统进行性扩张和（或）蛛网膜下腔扩张。患者的典型症状为头痛、下肢无力、起步或步态站立不稳、尿失禁、共济失调、反应迟钝、进行性自主语言躯体活动减少。

肺转脑瘤，凤毛麟角

　　随韩红爱心公益基金在云南待了 10 天之后返回了北京，堆积了许多工作，可是"还债周"居然遇到周二和周四两天急诊手术，都是凌晨 1 点起床然后工作到天亮，好在郝大夫本人还年轻（大言不惭地讲），两天还能坚持得住。

　　谈到脑瘤的特性，因为大脑是个"富裕的家庭"（大脑需要提供的血流量占心脏搏出量的 15%～20%，它的耗氧量则占全身总耗氧量的 25%）。以往都认为脑瘤细胞不会"到别人家做客"（发生转移），只有"别人家"到大脑来"蹭饭"（例如，肺癌、乳癌等其他部位癌症转移至脑）。这个说法对吗？随着人类对癌症认识的不断提高，旧的观念被不断地打破。

老李与脑瘤的"交锋史"，就是一个脑瘤转移再转移的治疗故事。老李先后在天坛医院进行了 3 次脑瘤手术，在当地完成了 1 次脑瘤手术和 1 次肺部肿瘤手术，历经了将近 10 年的时间与病魔的抗争。

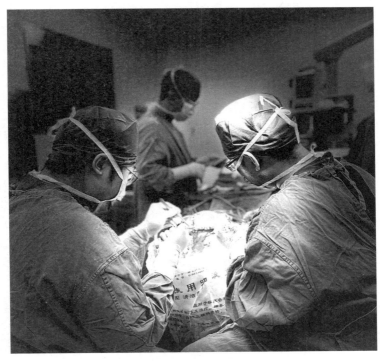

没有硝烟的战场

首次交锋

到天空海阔的海南过冬，对于北方人来讲，是一件很"奢侈"的事情。相约到海南过年曾是一种时尚，每到冬季来临，海南的街头随处可见操着全国各种口音的人们，脸上洋溢着幸福的笑容，就像海南冬天和煦的阳光。

老李也购置了海南的房子，10年前某一个冬天去到海南过年。北方人很少有在冬天只穿半袖的经历，老李在海南住下的第1天就马上换上夏装，阳光有些惹眼，老李抬头与太阳公公一对视，感觉到腹部气体向上涌来，然后就不省人事了。据旁边人讲："老李抽风了。"

救护车把老李送到了当地医院，他恢复了知觉，但是对路上发生的事情一无所知，老伴也焦急地赶到了医院。经过检查后，CT发现颅内有一个阴影，紧接着在第2天又做了头颅MRI检查，在额叶查出一个"不大不小"的圆形肿瘤。

"不行，得赶紧回北京看病呀。"老伴当机立断，老两口的海南之旅就这样匆匆结束了。

天坛医院的神经外科，老李就在这里接受了第一次开颅手术，术后病理诊断为脑膜瘤，局灶性活跃。

再次交锋

我是老李第二次手术的主管医生，老李惧内，家里家外的事情都是老伴说了算。

"郝大夫，第一次手术以后好好的，这不两年了，我以为没事了，又去海南过年，结果去了又抽风了。"老李的老伴语速超快地讲道。

"看来，海南是不太适合你们家呀。"我为了缓和气氛打趣道。

第二次手术有惊无险，肿瘤长进了颅内的大血管（矢状窦），虽然进行了彻底切除，但是病理提示不典型性脑膜瘤，浸润脑组织。

老李术后接受了放疗，但疾病能够得到彻底控制吗？这是个问题。

对疾病的新认识

"我家老头前几天开始咳嗽，吃药也不管用。"老李的老伴说道。

"别着急，您慢慢说，您这说话咋不利落了？"我问道。

"诶呀，别提了！年前我得了脑梗死，说话受影响了，现在算好多了。"老李的老伴又说道。

这么精干的老大姐居然也得了脑梗死，还影响了说话，现在的事情对她这个急性子来说，该有多着急呀，我心里想着。这么多年下来，我对老李全家的性格也算是有所了解了。老李的老伴绝对是他们一家的"顶梁柱"，大事小事全说了算。

这位老大姐继续说着："老李拍了胸片，发现了肺上也长了肿瘤，我想这下是倒霉透顶了，脑膜瘤还没完，又得了肺瘤。"老大姐又说道："郝大夫，您猜怎么着，肺叶切除了，做了病理检查说是肺上的也是脑膜瘤，你遇见过吗？"

我确实没遇见过脑膜瘤转移到肺上的，这也打破了我对于脑瘤不会向外转移的陈旧认知。

在随后的日子里，老李的脑膜瘤又出现了头部的两处复发，一次只能切一个，老李又接受了两次开颅手术。

归宿

老李10月份走了，我看到了他肺部又长出了许多圆圆的肿瘤，就像脑膜瘤一样的形态。

家属很感激大夫，感谢我们这么多年的陪伴，其实大夫也感谢患者和家属，感谢他们这么多年对天坛医院的信任。

亦患亦友，亦医亦友。

信任，铸就了医患间的情感。

我们的感情是共同的对垒，之于脑瘤。

 脑外科备忘录

脑膜瘤为什么会复发？

脑膜瘤复发有两个重要的因素：其一，是肿瘤的病理，即脑膜瘤的恶性程度，恶性脑膜瘤的复发概率远远高于良性脑膜瘤；其二，是手术的切除程度，如果脑膜瘤侵袭了脑组织中的重要结构（如海绵窦、颅神经），肿瘤全切后会损伤到这些重要的结构，那么术者会在脑保护的前提下选择进行次全切，次全切的脑膜瘤复发概率也会因此而增高。

爱心传递，器官捐献

《阿念日记》是一本沉重的书，讲述了一个武汉姑娘一家的抗疫故事，自己身染疾病，但是为了照顾外婆，主动要求从方舱医院转到了火神山医院陪伴 89 岁的外婆，后来外婆还是离世了并成了"大体老师"（遗体捐献作为医学研究所用）。武汉的疫情结束，阿念的故事也结束了，但是 2020 年那段特殊时期的爱和勇气，让人念念不忘……

2020 年 1 月 19 号，拉开了整个故事的序幕。而在天坛医院也发生着一个特殊的故事——梅子的故事，时间持续了将近 1 年。

梅子来自内蒙古，一家人不管从相貌还是秉性都表现出了大草原的豪爽，30 岁左右的年纪，夫妻两人身材都充满着力量感（请原谅我隐晦地描写）。梅子是一个爱美的女子，略显浓艳的妆容，漂亮的指甲。

脑瘤手术：在天坛医院完成

"一开始我只是有点头痛，一做检查居然发现了脑瘤。"2019 年 12 月，在阳光和煦的天坛医院二部 11 层的病房里，梅子对我说道。

头部 MRI 提示胶质瘤，而且病灶非常大。

似乎绝大多数来天坛医院就诊的脑瘤患者都不外乎"大（病灶大）、深（位置深）、难（手术难）"，而这里的医生面对这样的病例，也似乎已经司空见惯了，就像所有的常规的手术病例一样。医生的心里是"有数"的，病灶虽然大但是治疗效果大多是不错的。

手术像往常一样完成了，术后恢复也很顺利，梅子开朗的性格也是她迅速恢复的保证之一。病理结果：Ⅲ 级胶质瘤，术后需要放疗，梅子对放疗并不排斥。

一月：甲流

后来我在美国期间，半夜接到了梅子老公的越洋电话："郝大夫，梅子发热了，高烧不退，该怎么办啊？在这边的医院里没查不出是什么原因。"

"先做个腰穿吧，当地医院应该就可以做，有了结果再说。"我回答道。

"要不我们还是去北京吧，老家这里可能不行，实在是不放心啊。"他继续说。

两周后，等我回到了北京，梅子和她老公也在北京就医。

"前几天我们到了北京，结果一查是甲流，输了几天液之后好了。"梅子老公到我门诊来复查，门诊病历系统已经闪现了"传染病"标记。一见这个标记，我稍稍有点紧张。

登记了器官捐献

梅子又回到了老家。她发的朋友圈我会关注，除了日常生活以外，还有一些心理辅导课程之类的东西。

忽然有一天，梅子的朋友圈晒了一张器官捐献登记的照片。这是她对生命的失望或热爱，对疾病的灰心与勇敢面对，还是其他什么？我并不能感受她的内心。

我承认自己的思想还不够开放，还不能达到完全的"忘我"与"大爱"，尽管是医务工作者，但是对于生命的保守，跟千千万万普通百姓是一样的。

九月：伤口破溃

放疗以后，梅子的伤口破溃了。

因为是Ⅲ级胶质瘤，需要头部放疗，放疗会造成局部头皮血液供应的恶化，容易使伤口出现问题，梅子就是这样不幸的病人，而不幸的病人还不只是她。

"我的手术由我妹妹签字行吗？我老公前几天发现了心脏病，这次我们两人来北京都是来手术的。"梅子告诉我。

我不禁感叹，真是"屋漏偏逢连夜雨"，不幸的家庭各有各的不幸。

头皮清创，还得把原来的骨瓣去除，手术虽然不大，但是风险可不低，科室的全部医生都直接或间接参与了这台手术。

手术在周五进行，硬膜外有一层脓胎，小心翼翼将脓胎刮出，避免硬膜的破损，如果脓液流进大脑里的话后果就严重了，好在硬膜没有破。头皮缝合也有困难。由于有破溃，费了好大力气才把头皮缝上。

术后 14 天拆线，梅子二次出院了。

十一月：伤口又破了

"郝大夫，我的伤口又不行了，又破了。"梅子发微信给我。于是，梅子第三次住进了天坛医院。

换药，抗生素治疗，下一步怎么办？大家都犹豫不决。

第 2 天，因为梅子的老家出现了疫情，而梅子来京是从满洲里过路的，按照防疫规定梅子需要在单独的病房隔离 7 天。我想，住进了隔离病房的梅子需要心里抚慰，我把一本书送给她，希望帮他打发一些等待的时光。

核酸抗体检测、抽血化验，隔离病房里总能听到她跟孩子视频聊天的声音。1 周后，当再次打开梅子伤口的时候，伤口奇迹地愈合了，我不敢相信自己的眼睛，但是确实长好了，我和梅子心里的阴霾一扫而光。

"耶！"我俩欢呼着击掌庆祝。

"你终于自由了，明天出院，可以回到你心爱的大草原了，去享受大草原的氧气吧。"我对梅子说。

12月18日

"郝大夫，我伤口长好了，而且我现在在读心理学的博士研究生呢。"梅子发来的微信里写道。

看到梅子的来信，我默默回忆起梅子这一年的不易。还是那个积极面对疾病的梅子，那个登记了器官捐献的梅子，而我和她心里都沐浴着冬日的暖阳，闭上眼睛，仿佛置身于大草原。

脑外科备忘录

脑瘤术后需要忌口吗？

脑瘤术后的患者在饮食方面建议以正常的均衡饮食为主，早期由于术后药物影响，可先选择一些流质饮食，随着术后状态的恢复逐渐过渡到正常饮食。在饮食上总体来说没有特别的限制，但是强调健康的均衡饮食，避免吃一些辛辣刺激性食物。

早诊早治，晚治抱恨

治未病

周一门诊，一名年轻的男性患者由姑姑陪着来看病，双下肢无力 2 个月，然后到当地医院就诊，发现了颅内和脊髓内的多发占位，在当地医疗中心无法确诊的这种多发占位疾病，在天坛医院诊断为神经纤维瘤病 2 型。

　　颅内的多发占位，椎管内的多发病变，肿瘤体积都不小了。如何选择责任病灶进行治疗，医生们讨论起来。目标是既要把责任肿瘤切除，还需要最大限度地保护患者的功能。我询问了患者家里的情况，没有肿瘤病史，没有家族史，基因突变来自哪里？

　　春雨淅淅沥沥下着，预示着今年的好收成。漫步细雨中，呼吸着泥土芬芳，充满负氧离子的清新空气让我的思绪蔓延。

　　VHL 综合征也是一种常染色体显性遗传的疾病。北京大学第一医院泌尿外科团队对一组 VHL 综合征进行研究发现，56.25%（9/16）的患者为新发突变，没有家族病史。是什么导致了这种遗传病的发生还是未知。积极的探索这些未知相比于发生了再去治疗的价值要大得多。

治末病

　　周日，阳光明媚，坐在书桌前挠头写着科研基金项目书，医生除了开刀以外还需要科学研究，尤其是每年二三月份申请科研基金期间，就像孩子写寒假作业一样。

　　"爸爸，你来跟我玩呀！"儿子说道。

　　"玩什么？"我问道。

"玩乐高吧。"儿子又说。

孩子闹着要找我来玩，但无奈我还得珍惜这周末时光来写项目申请书，一走神的功夫瞥见了更新的微信消息。

他是当代著名科学家，我是他的粉丝，他的公众号更新了，内容居然是悼念自己的爱徒。前几天主任就讲过这位大咖的学生去世了，罹患恶性胶质瘤，手术后又坚持了2年多。悼词情真意切，字里行间透出亦师亦友、浓浓的师徒情。大咖的爱徒是优秀的学生，学术思想独立，在神经科学领域做出了令人瞩目的成绩，可惜英年早逝。留言区也是哀声一片，感慨人生，感慨师生情，感慨逝者对科学做出的贡献。

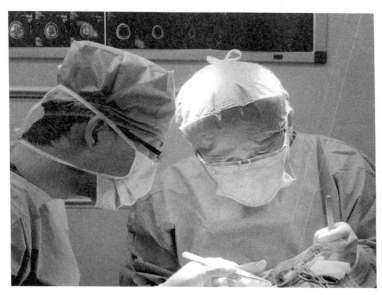

战斗中的脑外科战士们

这名患者是在我们医院接受的手术，当时我还写了一篇小文章感慨人生。我赶紧打开自己的公众号，搜索一下确切的时间，原来是 2019 年的手术。

谈到这位年轻的研究者患恶性胶质瘤的情况，由于其特殊性，有几个问题值得探讨。

这位青年科学家是如此优秀的人才，其大脑胶质细胞或突触的数量有可能异于常人，胶质瘤就是胶质细胞异常增生，脑内长了胶质瘤，说不定胶质瘤也参与了科学研究的决策，因为大脑是一个整体，决策是大脑整体做出的，很难讲只有好的细胞参与研究，而肿瘤细胞只"袖手旁观"。

这名患者早在几年前就发现了胶质瘤，但是因为事业刚刚起步，怕耽误工作，于是对肿瘤视而不见，掩耳盗铃，直到非常严重，到了末病阶段才开始寻求外科医生的帮助。那么问题来了，发现脑瘤以后用不用尽早治疗？该如何选择恰当的治疗时机呢？

脑瘤导致颅压升高，只有在终末期才能导致视力下降，而这名患者在接受手术之前已经双目失明。可想而知，当时他已经到了病入膏肓的程度。手术以后，尽管双目失明，他还坚持召开组会，听取学生们报告课题进度，在疾病抗争期间还发表了非常高质量的科学论文。作为一名研究者，我很敬佩，但作为一名医生，我不得不问："如果在发现早期就进行手术，然后接受放疗和化疗，他是不是就能有更多的机会继续其科研事业？"现在我们也只能来进行如下假设。

假设 A：一发现脑瘤就开始了治疗，手术顺利完成，病理诊断为 Ⅲ 级的胶质瘤，而且对药物治疗非常敏感。手术以后，又接受了药物治疗。半年后，眼不花耳不聋，每周参加组会，指导学生做科学研究，持续在顶级学术期刊发表论文，推动神经科学研究，每年复查两次，病情一直稳定。

假设 B：早期接受了治疗，治疗不理想，术后肢体出现了瘫痪，序贯式接受综合治疗，生活质量下降。我想这位科学家仍会坚持参加组会，在眼睛无大碍的情况下指导学生学习，在术后 2 年发现了复发，于是失去了工作能力。

这些毕竟是我的假设，现实是 2019 年患者颅压很高，先后有几家医院都拒绝为其手术以后，我们咬着牙施行了手术，科室的全部医生分成了几组进行手术，举全科之力来治"未病"，他的脑组织一定充满了异乎寻常的智慧，但是切除与智慧缠绕的肿瘤对于神经外科医生来说异常困难，我们花了整整一天时间进行手术。

另一个让我印象深刻的场景是，我把车从医院的小路开出去，看到了患者的妈妈和阿姨相互搀扶着向医院外面走去，我有了一些感慨，于是有了短文《随性》。

面对疾病，如何选择治疗时机？看诊多了，我也开始迷茫。

6 床是一位岛叶胶质瘤患者，来自东北，性格外向，把岛叶胶质瘤的并发症知识了解得非常明白。9 年前她就被查出有肿瘤，但一直没有接受手术治疗，只是每年复查一次。前几年一直很稳定，这期间她还生了二胎。今年发现肿瘤进展了，来找我们手术，术后无恙，迫不及待要赶回家看娃。如果9年前发现肿瘤她就找到了我们，然后接受了手术治疗，医生可能会劝阻患者打消再生育二胎的年头。患者遇见我们晚了一些，但也迎来了小生命的诞生，而且术后恢复的不错，似乎是最好的结果。

过年的时候，航天部的女工程师在与疾病斗争几个月后离世，听她的家属讲，患者走的时候很安详、很幸福。如果接受我的建议早点治疗，现在患者可能还依然能够陪伴家人，看病的过程需要承受许多痛苦，但至少有机会活着。

治未病，治末病，发现了疾病，到底什么时候接受治疗才好？不管怎样，都不能随性，身体不适及早就诊，保持定期体检的习惯，规律作息、合理饮食，多关注自己的健康，是对自己也是对家庭负责。

 脑外科备忘录

什么是临床试验？

临床试验是指任何在人体（病人或健康志愿者）进行药物的系统性研究，以证实或揭示试验药物的作用、不良反应及/或试验药物的吸收、分布、代谢和排泄，目的是确定试验药物的疗效与安全性。临床试验一般分为 I、II、III、IV 期。

遇见彩虹，未来可期

确切地讲，我是在朋友的微信朋友圈看到的彩虹，然后把它分享到了自己的朋友圈，我仿佛置身于别人的幸福中，感觉比自己亲眼所见的还要幸福。

下夜班，上手术，等到下了手术已经是下午 2 点，感觉肚子不饿，就先继续给住院患者开好补充治疗的医嘱。下班接上了孩子，在回家的路上去吃了一碗刀削面，孩子说："你们山西的面条真好吃。"他俨然以北京人自居了，殊不知自己血脉里也流淌着面食与陈醋的基因。走出面馆，数滴硕大的雨点重重地落在头上，这是大雨的前奏，于是赶紧跑步回家。进屋后倒头就睡，醒来已是第 2 天早上 8 点了。翻开朋友圈，屏幕上泛滥着彩虹，转身看向窗户，天空依旧是黑黢黢一片，彩虹早已不见了踪影。

天气好的时候，雨后才有彩虹，彩虹带给人欢愉。这时我想到了萤火虫，在社区的操场上，在初夏的草丛里，一闪一闪的萤火虫，带给人的是静谧。

下班后，我开始思考着如何为脑瘤患者的心灵疗伤，此时我不再是一名"刀客"，而是化身为"情感专家"，成了午夜"播客"。我打开麦克风，与我的朋友们分享脑瘤的故事。

打败颅内的"小恶魔"

最近我关注了一个公众号，让我联想起了美国的"打败脑干胶质瘤"基金会（ChadTough Defeat DIPG Foundation）。我猜这个公众号的建立者一定是一位患儿的妈妈。打败颅内的"小恶魔"公众号关注的是儿童脑瘤患者这一群体，他们所患的主要疾病是颅内生殖细胞瘤。

生殖细胞瘤这个疾病是我的"初恋"，走进神经外科，开始关注的第一个疾病就是它，在迄今为止我发表过几十篇中英文论文中，最为骄傲的就是那篇关于女性基底节区生殖细胞瘤的文章，我提出了关于基底节区生殖细胞瘤性别差异的科学解释，编辑都非常赞同，给我写信："亲爱的作者，你的文章很好，但是英文不太好，能授权我们帮你改改语法吗？"当然可以，我正求之不得。

脑瘤与保险

保险行业在疾病治疗上发挥了不小的作用，最近我的两名患者就获得了保险赔偿。

老刘昨天拿着病历来找我，说道："郝大夫，你一定要帮帮我，我有一个保险，正好符合我的疾病，保额大概有10万。"

与老刘有着相似经历的，还有另一名患者。

"你是我的病人，我一定会帮你的。"能有10万元的保险赔偿，对于老刘一家看病的花费无疑是雪中送炭。

"郝大夫，你看我这属于原发脑瘤不？"张大姐问我。

"算，当然算。"我说道。

"那就太好了，我这里有两份保险，出院后我要去理赔。"张大姐说道。

"你咋买这么多保险？"我好奇地问道。

"郝大夫，我在保险公司上班，看得多了，我们家里人都买了。"张大姐说道。

虽不希望得脑瘤，但是以上两位患者能从保险公司拿到了一笔赔偿金，也是能减轻不小的经济压力。

胶质瘤复发，没有恶变

复发的胶质瘤肿瘤级别大多会比原发的低，但也有一部分人是幸运的。小廖（男性患者）来自四川，6 年前在天坛医院做了胶质瘤手术，后来结婚生子，这次是因为癫痫发作之后就诊发现肿瘤复发，在我科做第二次开颅手术。肿瘤位于左额的功能区，做完手术后功能受损不严重，更幸运的是这次肿瘤与第一次相比没有出现恶变，这是因为 IDH 基因保护着他。10 年前，科技不及现在发达，有些患者的术后生存期长，有些却很快复发，医生很难解释原因；而如今，疾病的治疗不仅变得更加科学，也更清楚地揭示了病因。

雨过天晴，一轮彩虹悬挂东方，明天又将在湛蓝的天上看到朵朵白云。因为遇见彩虹，肿瘤的阴霾一定会被扫除，一切终将变得轻快起来，明年再见的萤火虫，还有午夜聆听情感"播客"讲述脑瘤故事的听众们，晚安！

脑外科备忘录

脑瘤复查都需要注意哪些问题？

脑瘤复查唯一要注意的问题就是听从医嘱！医生会根据肿瘤的复发风险制订复查时间。通过准确的复查会及时发现肿瘤复发的迹象，这更有利于及早采取相应的治疗措施。如果不定期复查，肿瘤复发而不自知，等症状出现的时候很可能肿瘤体积巨大，有可能就失去了治疗机会。

后 记

完成最后一段书稿，关闭电脑，"任务"终于完成，已是深夜，屋外很是安静，想起了苏东坡醉酒后被锁门外，"归来已是三更，倚仗听江声"的情形。

本书写于新冠肺炎疫情期间，将这段特殊时期发生在天坛医院里与脑瘤患者有关的故事记录下来，结合自己的所感、所思、所悟编写成书，然而写作水平有限，平铺直叙的多，逶迤料峭的少，但这些故事确是真真切切的，也只有脑外科医生才有机会深刻洞悉这发生的一切，虽所述字字朴实，但每个故事却都不平凡。

苏格拉底说："一种未经思考的生活是不值得过的。"在繁忙的工作之余，还必须去思考人生，审视未来。我时常自问，除了为患者解除病痛，还能为医学做些什么，除了手术刀之外，我还有什么？还有一支可以记录生活的笔，将我和患者的故事记录下来，然后讲述给大家，同时普及更多的医学知识，让更多的人更好地思考人生，更好地感悟生活。

我的孩子佑佑告诉我，他见到了萤火虫。仲夏，傍晚的草地上，一群萤火虫在巡游，这在高楼林立的都市并不常见。萤火虫对环境要求很高，高氧洁净的环境里，才能有萤火虫，如同拙作的问世是因有了如此良好的医患氛围才得以实现。此外，萤火虫一闪一闪的灵动，带来的是心灵的触动，也是一种希望，正如希望本书带给大家的，虽是很微弱的光，却是友谊之光、希望之光，也是生命之光。

在此，要感谢我的病人们，感谢你们对我的信任，把你们的"遭遇"讲给我听，为我带来了这么感人的、可歌可泣的与脑瘤斗争的故事。他们中的一些人已经离开了，还有一些仍然在与脑瘤抗争，长路漫漫，我们只是他们人生路上的小驿站，当一名患者的姐姐拿着我的第一本关于脑瘤的科普书《刀尖上的舞蹈：当大脑遇见肿瘤》来找我签名时，告诉我患者不愿意再接受后续的医学治疗，然后鞠躬离去时，身为医生，切身体会到了特鲁多医生那句"偶尔治愈，常常帮助，总是安慰"的含义，知道了我的书在医学无助的时候给患者带来的一丝安慰。向罹患脑瘤而逝去的生命致敬，向仍跟脑瘤做斗争的勇士们致敬。

还要感谢这些年来支持我、爱护我的家人们、同事们、朋友们，感谢父母对我的培养和教育，他们的关爱使得我的文章中正能量居多。感谢远在美国的宋桦、张尉夫妇对我的鼓励，感谢庄正平教授对我们团队的指导，感谢天坛医院神经外科的各位领导、同事对我的包容，感谢我的学生邓宇轩、吕一帆对本书的校对。

特别感谢中国科协"科普中国创作出版扶持计划"对本书出版的支持，感谢中国科学技术出版社有限公司各位领导和编辑老师的辛勤工作，使本书得以如期出版。

当然，最应该感谢的是我的爱人冯洁研究员，她除了支持我写作以外，还承担着脑肿瘤科学研究的重担，希望她的研究工作能得到更多的关注与支持。